JN029191

誤嚥予防，食事のための ポジショニング POTTプログラム

Web 動画付

編集

迫田綾子 日本赤十字広島看護大学名誉教授／POTT プロジェクト代表

北出貴則 誠佑記念病院リハビリテーション室

竹市美加 訪問看護ステーションたべる

医学書院

誤嚥予防，食事のためのポジショニング
POTT プログラム[Web 動画付]

発　行　2023 年 2 月 1 日　第 1 版第 1 刷©

編　集　迫田綾子<ruby>迫田綾子<rt>さこだあやこ</rt></ruby>・北出貴則<ruby>北出貴則<rt>きたでよしのり</rt></ruby>・竹市美加<ruby>竹市美加<rt>たけいちみか</rt></ruby>

発行者　株式会社　医学書院

　　　　代表取締役　金原　俊

　　　　〒113-8719　東京都文京区本郷 1-28-23

　　　　電話　03-3817-5600(社内案内)

印刷・製本　アイワード

ISBN978-4-260-04322-9

執筆者一覧

編集

迫田綾子	日本赤十字広島看護大学名誉教授 POTT プロジェクト代表
北出貴則	誠佑記念病院リハビリテーション室
竹市美加	訪問看護ステーションたべる

執筆（執筆順）

迫田綾子	日本赤十字広島看護大学名誉教授 POTT プロジェクト代表
須佐千明	東京医科歯科大学大学院医歯学総合研究科医歯学系専攻老化制御学講座 摂食嚥下リハビリテーション学分野非常勤講師
戸原 玄	東京医科歯科大学大学院医歯学総合研究科医歯学系専攻老化制御学講座 摂食嚥下リハビリテーション学分野教授
竹内富貴	前 日本赤十字広島看護大学認定看護師教育室
宮田栄里子	紀南病院看護部
竹市美加	訪問看護ステーションたべる
北出貴則	誠佑記念病院リハビリテーション室
田平佳苗	熊本医療センター看護部
川端直子	広島市立リハビリテーション病院看護科
湯浅 愛	広島市医師会運営安芸市民病院看護部
武田温子	広島記念病院看護部
中村清子	草津病院看護部
定松ルリ子	訪問看護ステーション松山市医師会
竹岡雅美	庄原赤十字病院看護部
藤澤美江	高松平和病院看護部
近藤泰子	県立広島病院看護部
渡邊 渉	共愛会病院看護部
佐藤 芳	セントシェァハウス株式会社みんなのまち岩城
芳村直美	稲城台病院食支援センター
建山 幸	桜十字病院看護部
原 等子	新潟県立看護大学看護学部
大倉由貴	新潟県立看護大学看護学部
岡﨑園美	佐渡看護専門学校
松本かずみ	草津病院栄養課

まえがき

　私たちには希望があります。それは，全ての人が食べるよろこびを享受できる社会の実現です。私たちには夢があります。その社会の実現のために，POTT（ぽっと）プログラムを通して食べるよろこびを伝え，支え合うことです。本書は，その希望や夢を持つ多くの実践者によって執筆されました。

　誤嚥を防ぐ食事時のポジショニング教育モデルの開発から 10 年余，新型コロナウイルス感染症の大波をかいくぐり，「POTT プログラム」の冠付き書籍を出版できました。POTT（ぽっと）とは，「ポジショニングで（PO）食べるよろこびを（T）伝える（T）」の愛称で，誰もが気軽に呼び実践できるようにという願いを込めました。POTT プログラムは技術と教育方法で構成されており，研究や実践から導き出した新たな臨床知であり，ケア技術です。そのゴールは，誤嚥予防や食事の自立支援を通じ，最終的には「食べるよろこび」をとおして QOL の向上を目指すことです。

　上記の開発，研究過程では，食事姿勢にかかわるニーズや環境アセスメントから，看護理論や先行研究を参考にして教育モデル（POTT プログラム）を構築するに至りました。POTT プログラムの理論枠組は，ヘルスプロモーションの総合モデルであるプリシード・プロシードモデルで，個人や小集団，地域全体の保健行動を推進するために活用できます。

　看護や介護現場では，POTT プログラムに出会ったことで，「多忙でポジショニングはできない」という意識から転じ，「忙しいけどやる！」「ポジショニングなくして食支援は始まらない」と言い切る頼もしい人が増えてきました。そういった成功体験は，ケアするよろこびとなり，相互成長につながっています。そして，ポジショニング後の対象者の笑顔は，ケアする者の至福の瞬間になっています。

　本書は，POTT プログラムの「心と技」となる基盤を紹介し，教育や臨床現場で活用できる，わかりやすいテキストを目指しました。

　第 1 章は，POTT プログラムの概要，ポジショニング（姿勢調整）の前提である摂食嚥下に関連する基礎知識を紹介しています。チーム活動では，本章の共通理解が実践力向上や定着の鍵になります。

　第 2 章は，POTT プログラムの技術を解説しています。具体的には，ベッド上および車いすでのポジショニング技術です。各スキルには，写真，手順，根拠

等を記しています。動画では標準的なスキルをイメージでき，摂食嚥下障害のある人に対する安全で安楽なポジショニングやトレーニングに活用できます。

第3章は，病院，施設でのPOTTプログラム実践例です。生活の場の違いはあるものの，食事ケアの基本としてポジショニングの有効性が示されています。

第4章は，POTTプログラムを伝える，拡げる方法を取りあげています。基礎から体験的に学ぶ環境づくりやリーダー育成という伝承方法について，学ぶことと教えることという視点で紹介しています。

付章は，POTTプログラムに用いる用具の紹介です。食事環境を整えることは，食べるよろこびをさらに向上させます。ベッドおよび車いすの構造評価から，用具の開発や工夫の最新情報まで紹介しています。

超高齢社会の進行で，摂食嚥下障害のある人が700万人に近づくなか，摂食嚥下障害の治療やリハビリテーションは急速に発展してきました。しかし，生活の中での誤嚥予防やポジショニングは，やっとスタートラインに着いた状態です。2018年，私たちの夢や希望を実現するために「POTTプロジェクト」を立ち上げ，一刻も早く伝承したいと思い，POTT研修会やセミナーを実施してきましたが，食事ケアにかかわる人のレディネスに違いがありました。そこで，基礎知識や実践方法を本書から汲み取っていただければと考えました。POTTプログラムが，本書を開いてくださった人の礎や希望になれば幸いです。

POTTプログラム開発や実践の中で，これまでに多くのご支援やご協力をいただいてきました。改めて深く感謝申し上げます。また出版に当たり，たゆみない努力を重ねてくださった医学書院吉田拓也氏に厚くお礼を申し上げます。

2023年1月吉日

日本赤十字広島看護大学名誉教授
POTTプロジェクト代表
迫田綾子

第❶章
POTT プログラム，
食事姿勢，誤嚥の基礎知識　1

第❷章
POTT プログラムの技術　19

第❸章
病院，施設でのPOTTプログラムの実践
──食べるよろこびを伝える　109

第 **4** 章
POTT プログラムを伝える, 拡げる ……… 137

付章
POTT プログラムに関する用具, 工夫 ……… 167

POTT コラム

本文・装丁デザイン：加藤愛子（オフィスキントン）

- 本書で解説している POTT プログラムの技術をより理解していただくために Web 動画が付いています。
- 本文において，Web 動画を参照できる箇所に動画マーク を記載しています。下記「Web 動画を見る方法」に沿ってサイトにアクセスし，ID と PASS を入力すると閲覧することができます。

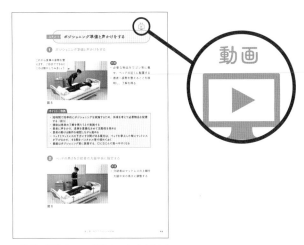

＊動画の閲覧は Web 配信サービスとなります。
＊本動画には，音声データは含まれておりません。

収載動画一覧

- ベッド上ポジショニング（基本）リクライニング位 30〜45 度　POTT スキル 1〜7（28 頁）
- 端巻きタオル作成方法（37 頁）
- U 字型バスタオル作成方法（38 頁）
- ベッド上ポジショニング（基本）リクライニング位 60 度　POTT スキル 1〜7（48 頁）
- 車いすのポジショニング（基本）POTT スキル 1〜7（72 頁）
- 背もたれ用端巻きタオルの作成例（84 頁）

Web動画を見る方法

- 下記の QR コードまたは URL のサイトにアクセスし，ID と PASS（表紙の裏のシールをめくると記載されています）を入力してください。

QR

URL　**https://www.igaku-shoin.co.jp/book/detail/105610/pott/**

- 音声はありません。
- 動画は PC と iPad，iOS/Android スマートフォンに対応しています。フィーチャーフォンには対応しておりません。
- 携帯端末でパケット定額制サービスに加入していない場合，多額のパケット通信料が発生します。ご注意ください。
- 動画は予告なしに変更・修正したり，また配信を停止する場合もございます。ご了承ください。
- 動画は書籍の付録のため，ユーザーサポートの対象外とさせていただいております。ご了承ください。
- 本 Web 動画の利用ライセンスは，本書 1 冊につき 1 つ，個人所有者 1 名に対して与えられるものです。第三者への ID と PASS の提供・開示は固く禁じます。また図書館・図書施設など複数人の利用を前提とする場合には，本 Web 動画を利用することはできません。

第 1 章

POTT プログラム，
食事姿勢，
誤嚥の基礎知識

POTT プログラムの概要

ポジショニングとの出会い

　1990 年代後半は，人口の高齢化がさらに進行し，誤嚥性肺炎や胃瘻造設，そして介護不足などが社会問題となっていた。口腔ケアの概念や重要性が拡がったのもこの頃で，筆者も関心を持って学び合いながら実践を重ねていた。しかし，口腔ケアを入念に行っても誤嚥性肺炎を発症する人がおり，他にも日常生活に要因があるのでは，という臨床疑問を持ちながら看護を続けていた。

　そして 2009 年，筆者の疑問を解消する「食事時のポジショニング（姿勢調整）」に，出会ったのである。人生も仕事も，必然的な出会いがあるように思う。それは，所属大学で開講した摂食・嚥下障害看護認定看護師教育課程（6 か月コース）の摂食嚥下訓練技術論の単元「姿勢・体位の選択」の演習であった。講師は，本書の共同編者でもある北出貴則氏（理学療法士）にお願いしていた。演習は，実習室にずらりと並んだベッドサイドで開始され，講師から「まず，いつもやっているベッド挙上 30 度でポジショニングをしましょう」と指示された（リクライニング位 30 度は，食物が重力によって食道に流れる最低角度）。その結果は，見事にほぼ全員が "ベッド挙上 20 度未満" であった。加えて，足底接地なし，膝下にクッションを挿入し，頸部は伸展し，視線は上向き，介助者は逆手介助であった。同様の状況は，その後の研修会でもみられた（図1）。指導されたポジショニングでは，全身を整えて足側からベッドを段階的に挙上し，身体の圧を抜き，両手をサポートした食事姿勢を取ると，患者役の表情がぱっとよくなった。皆が「とっても楽」と言う。筆者も食事時のポジショニング技術教育を受けたことがなく，その変化は衝撃的であった。そして，「ポジショニングを看護に取り入れよう！」と誓った。

　同時に，臨床ではどうなっているのかと気になった。前記の認定看護師教育課程の研修生は全国から集まっていることから，全国の看護師の食事援助やポジショニングの技術のレベルは授業で起こった状況と同様であろうことが想像できた。大学図書館で食事援助の教科書をすべて確認したところ，食事援助技術には「誤嚥を予防する」「ベッドは 30 度にする」などの記述はあるものの，具体的な誤嚥予防や適切なポジショニング技術の記載は見当たらなかった。

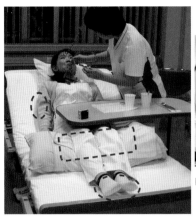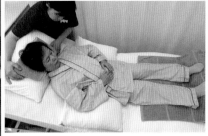

POTT スキルによるポジショニングを行った様子

習慣的なポジショニングを行った様子。
----➔，⬭は不良姿勢箇所

図1　POTT 研修会「ベッド挙上 30 度をいつもやっている方法」（左）
「POTT プログラムによる姿勢調整」（右）の場面

POTT プログラムの開発へ

　幸い 2009（平成 21）年度に「誤嚥を予防する食事時のポジショニング教育モデルの構築」として，科学研究費助成事業（基盤研究 C）の助成を受けることができた。認定看護師資格の取得から間もない看護師とともに研究と実践を開始した。月 1 回，近くの総合病院に夕食時に集まり，了解を得た患者にポジショニングを行い，データを蓄積した。当初は摂食嚥下障害のある人への誤嚥予防や代償方法としてのポジショニングとしていたが，結果として食事の自立や食事時間の短縮が見られ，何よりも患者の表情が温和になり笑顔が見られた。それらの結果から，ポジショニング基本技術と教育方法を構築するに至った[1,2]。

　2012（平成 24）～2014（平成 26）年度[2]，2015（平成 27）～2017（平成 29）年度の計 6 年は同様に科学研究費助成事業（基盤研究 C）が採択され，関連研究を継続した[3]。研究内容は，教育プログラムの汎用化とその効果検証，そして全国への伝承活動と評価である。食事姿勢を整えるための教育プログラムは誰でも気軽に呼び，実践できるように願いを込めて「POTT（ぽっと）プログラム」と命名した。ビジョンは「ポジショニングで（PO）食べるよろこびを（T）伝える（T）」ことである。

　POTT プログラムの研修は，広島から中国地方へ拡大し，全国に拡がっている。研修参加者の反響は，筆者がポジショニングと出会った時と同様で，"心が動く"体験が寄せられている。「体験して適切なポジショニングの気持ちよさがわかった」「これまでの患者さんに申し訳ない」「明日から実践したい」「看護が

楽しくなった」など，看護のイノベーションが起こっていた。

　2017（平成29）年度で科研は終了し，2018年5月からは食事時のポジショニング技術の向上および技術伝承に関する実践・研究活動を行うことを目的として，「POTTプロジェクト」の名称で全国組織をつくり多職種で活動を展開している。看護は実践の科学であり，研究と実践を重ねることで新たな臨床知が生まれるといわれる。10年余の研究と実践を通して，POTTプログラムが成長を続け，臨床知になりつつあることを実感している。

POTT プログラムの目的と効果

POTT プログラムの目的

　POTTプログラムは，技術と教育方法で構成されている。要介護者の最適な姿勢を提供することにより誤嚥を予防し，食事の自立を通して，健康の回復や豊かな食生活行動につなげていくことを目的とする。ゴールは，ケアする人もケアされる人も「食べるよろこびを伝え，支え合う」ことである。適切なポジショニングは，人としての尊厳を取り戻す営みにも通じ，クオリティ・オブ・ポジショニング（quality of positioning：QOP）をめざしたい。

POTT プログラムの効果

　ポジショニングが必要な患者は，全身状態の悪化，日常生活動作（activities of daily living：ADL）の低下，意識レベルの低下，胃食道逆流，肺炎の既往，円背，多剤服用，耐久性不良，経管栄養中などである（65頁）。食事中の気になる状況は，途中で姿勢が崩れる，むせながら食べる，誤嚥しながら食べる，唾液誤嚥のリスクがある，足が床に着いていない，麻痺で身体が傾く，不良姿勢により自力摂取できない，長時間同一姿勢などである[3]。

　POTTプログラムの効果は，①身体を安定させることにより全身で食事の準備性が高まる，②食欲を促し食事の自立につながる，③摂食嚥下機能の維持により，栄養状態の改善や経口摂取が継続できる，④誤嚥を軽減ないし防止し，誤嚥性肺炎の予防となる，⑤食事時間の短縮により介護負担が軽減するなどが，これまでの実践で見いだされている[2]。

　一方，不適切なポジショニングでは，①食事に対する全身での準備性が不足する，②食欲がわかず自立につながらない，③姿勢の崩れにより食事の中断や食事時間の延長となる，④誤嚥により誤嚥性肺炎のリスクが高まる，⑤食事量の減少で栄養状態の低下を招くなどが挙げられる。

POTT プログラム導入にあたって

　ポジショニングは，病院，老人介護施設，在宅などすべての生活の場で必要である。介助者には患者の適切・不適切な姿勢に気づける力が求められる。

　摂食嚥下障害のある患者の食事援助は難しく，どのような姿勢，つまりポジショニングであるかが患者の食べやすさや，安全安楽に多大な影響を及ぼす。また，臨床現場に新たな技術を導入するためには，課題が山積し時間もかかることが多い。チームが同レベルのポジショニング技術で患者に寄り添った食事援助を行うためには，何が必要であろうか。

　筆者らが認定看護師に対して行ったフォーカスグループインタビューの中にそのヒントが潜んでいるので紹介する[3]。ポジショニング技術を導入するためのプラス要素は，ケアリングマインドで愛情をもって患者に接すること，観察力，チームによる実践，適切なポジショニング技術，患者情報の共有等が挙げられている（表1）。また，技術指導を受けることができる環境，クッション等の用具が揃う，一緒に行う仲間がいることなどが技術向上につながっていた。

　一方，マイナス要素は観察不足，不適切なポジショニング技術，認識不足，多忙な環境などが挙げられた。観察不足は，不良姿勢に気づかない，苦痛がわから

表1　ポジショニングの導入のための要素

プラス要素		マイナス要素	
要　素	内　容	要　素	内　容
ケアリングマインド	・愛情をもって患者に接する ・患者をよく観察する ・状態の意味を考える	観察不足	・不良姿勢に気づかない ・患者の苦痛がわからない ・ニーズに気づかない ・雰囲気で姿勢を変える ・姿勢が崩れたまま介助する
適切なポジショニング技術	・技術指導を受けることができる ・背抜き，足抜きができる ・用具が揃う ・ペアで実施する	不適切なポジショニング技術	・適切姿勢の選択ができない ・基本が守れない ・途中で姿勢が崩れる ・足底が着いていない ・個別のポジショニングができない ・技術力に個人差がある
チームケアの実践	・カンファレンスで統一する ・チームで姿勢を検討する ・他職種と打ち合わせする ・リスクは事前に伝える ・短時間で勉強会をする ・重症度別に介助者を決める	認識不足	・研修ではできても，元に戻る ・リスク認識が低い ・言葉だけでは理解できない ・体験が活かされない
患者情報の共有	・摂食条件表を利用する ・絵や写真をベッドサイドへ貼る ・電子カルテを活用する ・患者の状態を申し送る	多忙な環境	・目が行き届かない ・忙しくてできないと言われる ・夜勤の時は流れ作業になる ・多忙な日は姿勢が崩れやすい

ない，雰囲気で姿勢を変える，姿勢が崩れたまま介助するなどであった。多忙な環境は，目が行き届かない，夜勤の時は流れ作業になる，多忙な日は姿勢が崩れやすいなどが挙がっている。残念ながら，いずれも日常的に「あるある」の風景である。

　マイナス要素を減らすためには，摂食嚥下障害の理解と基本的な援助技術，組織文化を見直し，技術教育を導入し繰り返しチームでトレーニングすることが重要である。その一助として，POTT プログラムの活用をお薦めしたい。

摂食嚥下障害のある人への基本的ケア

　摂食嚥下障害がある人への基本的ケアは，ポジショニング，口腔ケア，呼吸ケアである（図2）。

　重度の全身状態は，脳卒中や手術後など急性期や終末期に当たる。軽度は，老化や認知症，神経難病などにより徐々に摂食嚥下障害が進行する状態である。病状にかかわらず患者の日常生活を整える視点からも基本的ケアを日々実施することは，誤嚥予防や栄養状態の維持，改善，QOL 向上に貢献できる。

　基本的ケアは，専門職や多職種が協働して担う。日々，基本的ケアを適切に行ったうえで，個別的な援助計画により摂食嚥下アセスメント・評価からリハビリテーション（間接訓練・直接訓練）を実施し，早期経口摂取や最後まで自分の口から食べられるケアにつなげる。

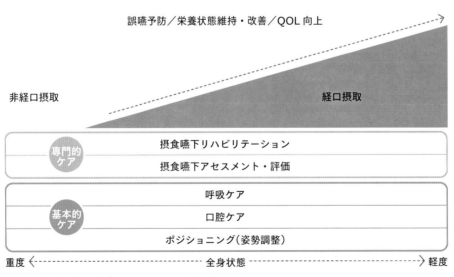

図2　摂食嚥下障害のある人への援助

ポジショニングは患者との相互作用

病気の回復過程において，姿勢は仰臥位から半座位，座位へと変化する。病気が進行する過程では座位から仰臥位へと移行する。そのため，全身状態や嚥下機能に合わせた適切なポジショニングが必要である。

ポジショニングは，ケアする人とされる人の相互作用である。それゆえにケアする人が誠実で思いやりをもち，五感を働かせて実施することが求められる。また，患者が真に望んでいるものを見抜き，自己の知識と技術を最大限に発揮することは，専門職の倫理面からも求められ，重要である。そして，ポジショニングのゴールは，患者が「これでよいと思える状態」であり，ベッドサイドで判断力や想像力を働かせ，自己の技術を最大限に発揮できるように努力を重ねる。ただ，患者自身はポジショニングの良否を判断できないことが多々あるため，表情や食べかたを観察し，チームで情報を共有しながら進める。

POTT プログラムの基本スキルの概要

POTT プログラムを食事時における新たなスキルとして位置づけ，7 つのポイントと具体的な行動を示した（図 3，4）。スキルの 7 項目は，臨床看護師達から「シンプルな手順書があればできる」との声を受けて構成した。スキル評価は，研修前・直後・1～3 か月後に行い，「できる：3 点」「ほぼできる：2 点」「少しできる：1 点」「できない：0 点」の基準で各項目をチェックし，20 点以上を合格としている。POTT プロジェクトのホームページ [★] にスキルチェック表を公開しており，トレーニングに活用していただきたい。

POTT ベッド上基本スキル

ベッド上での基本スキルは，食前・食事中（食事介助含む）・食後のポジショニングで構成されている（図 3）。患者のアセスメントから回復過程に合わせて適切な食事姿勢を判断し，ポジショニングを行う。患者の食事の連続性を支えるという意味では，最初から最後まで同一人が実施するのが望ましい。POTT プログラムの基本スキルは，食事とともに口腔ケア，嚥下評価（スクリーニング，嚥下造影，内視鏡時），間接・直接訓練でも用いる。

食事姿勢と食事形態を合わせることは，食べやすさとともに誤嚥予防や摂取量

[★] POTT プロジェクト・研究会ホームページ https://pott-program.jp/
なおポジショニングの対象者を示す表現は「患者」を用いた。要介護者，利用者，対象者など施設や病院等で使いかたは種々あるが，多くの専門職が用いる「患者」に統一した。

POTT　ベッド上基本スキル

使い方：研修前，直後，練習後に，評価点を入れましょう
評価：3＝できる　2＝ほぼできる　1＝少しできる　0＝できない

実施　　年　月　日
氏名

1. **ポジショニング準備と声かけをする**
   ・ベッドの高さを，介助者の大腿中央に設定
   ・臀部下縁をベッド可動軸より上に移動
   ・両脇にクッションを密着させる
   ・足底をクッションに接地させる

2. **ベッドを挙上し，身体の圧を軽減する**
   ・ベッド操作：①足↑②上体↑③足↓
   ・正確なリクライニング位を確認する
   ・手を当て背抜き・足抜き・腰抜きをする

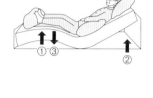

①③　　　②

3. **頭頸部を軽く前屈させる**
   ・顎と胸骨の間隔は4横指程度
   ・食べ物が見えることを確認する
   ・姿勢全体を確認し，安楽にする

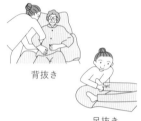

背抜き

4. **両上肢を安定させ，テーブルを設置する**
   ・両肘をバスタオル等で安定させる
   ・テーブルの高さを調整する
   ・テーブルと腹部の間隔は握りこぶし程度

足抜き

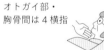

オトガイ部・
胸骨間は4横指

5. **食事を見える位置に置き，介助する**
   ・介助は目線を合わせ，利き手で介助
   ・食べ物は原則舌正中に入れる

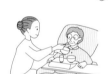

6. **食事中の観察をする**
   ・姿勢の崩れがあれば修正する
   ・食べ方，飲み方，むせ，食事時間等

食事介助

7. **食後のポジショニングをする**
   ・ベッド操作；①足↑②上体↓③足↓
   ・ベッドは15度程度挙上とし背・腰・足抜き
   ・ねぎらいの言葉をかける

評価	
実施前	点
1回目	点
2回目	点

評価
20点以上：合格！
19〜14点：もう少し！
13点以下：練習！

評価・チャレンジメモ

作成：POTTプロジェクト

図3　POTTプログラムのスキルチェック（ベッド上基本）

POTT　車いす基本スキル

使い方：研修前，研修直後，練習後に評価点を入れましょう
評価：3＝できる　2＝ほぼできる　1＝少しできる　0＝できない

実施　　年　月　日
氏名

1. **座面・背面シートのたわみを補正する**
   車いすの種類，たわみ状況を確認
   バスタオルや座面ベース等で調整

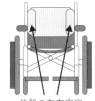
座面形状の工夫
滑り防止
たわみ補正
骨盤の左右安定

2. **移乗の声かけ，身体と車いすを適合させる**
   座面の正中で奥に座るよう調整する
   背部をサポートし，脊柱伸展位の姿勢とする
   大腿部と座面の接触状況確認，圧抜き

3. **足底を接地させる**
   床に足台を置き，足底を乗せる
   膝関節・足関節を90度，踵を少し引く

背部サポート
体幹の左右安定

4. **視線は正面，頭部は軽度屈曲（4横指）**
   上肢を動かしやすい位置に調整する
   両肩の高さを揃え，軽度前傾姿勢を取る

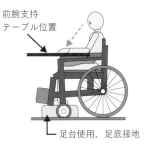
前腕支持
テーブル位置

5. **全体を観察し，左右対称的な姿勢をとる**
   安楽でリラックスした姿勢
   姿勢の崩れがあれば修正する

6. **テーブルを配置，両上肢を乗せる**
   食事が見え，手が届く位置に食事を配置
   姿勢全体を確認，必要な介助や助言

足台使用，足底接地

7. **食事中・後のポジショニング**
   姿勢の崩れや疲労に注意，同一姿勢は1時間以内

評価	
実施前	点
1回目	点
2回目	点

評価	評価・チャレンジメモ
20点以上：合格！ 19～14点：もう少し！ 13点以下：練習！	

作成：POTTプロジェクト

図4　POTTプログラムのスキルチェック（車いす基本）

にも影響があり，重要なポイントである。演習時も実際の食事介助の際も，姿勢（リクライニング位）に合わせて食形態を変更する。

POTT車いす基本スキル

車いす用の基本スキルは，車いすの特徴を踏まえて座面や背面調整から開始する（図4）。病院の外来等で見かける標準型車いすは移動用であり，食事用ではないことを意識し，食べるための座位姿勢が取れるようにトレーニングする。頭から足底まで全身の筋肉や骨，神経が座位姿勢に影響することを意識してポジショニングを行う。使用物品は，バスタオルや足台（箱）など日常的に入手できる物を用いる。

POTTプログラムの教育方法

技術教育は，知識だけでは有用な実践にはつながらない。学んだ原理に基づく技の反復トレーニングによって初めて身につき，意図した実践が可能になる[4]。POTTプログラムも同様である。

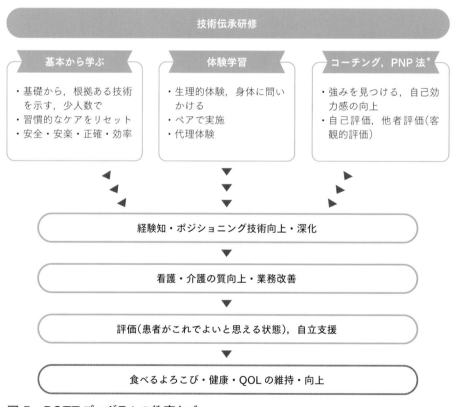

図5　POTTプログラムの教育とゴール
＊PNP法：Positive・Negative・Positive法

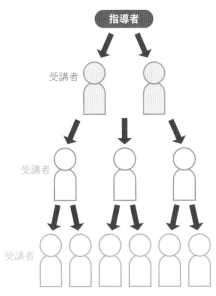

図6 POTTプログラムの技術伝承

　そのため，教育方法は体験学習を取り入れ，「基本から学ぶ」「体験学習」「コーチング」を基本とした（図5，6）。技術伝承は指導者からリーダーへ，そしてスタッフへと伝承し，食事ケアを担う者すべてが適切なポジショニングや技術を習得する。そのため，「教える者」と「学ぶ者」がケアリング関係を形成し，相互成長できるような仕組みをつくった。理論枠組[5]は，状況下の専門職としての知識と実践の全領域にわたる広範な「包括的徒弟式学習（apprenticeship）」を取り入れ，知識とスキルを適切に提供できることを目指した。加えて，自己効力感を上げて新たな技術を習得でき，多くの看護師の行動変容に結び付けるため，講義には「学ぶコツ」「教えるコツ」を入れている。演習は体験により感情を刺激し，行動が次のステップへの道になる。それにより，POTTプログラムを自己の技として取り込み，次へ伝承し定着できることを期待している（138頁）。

　ポジショニングは，安全・安楽・自立支援が基本であり，健康の回復とQOLの向上を目標とする。

（迫田綾子）

引用文献

1) 迫田綾子（編）：誤嚥を防ぐポジショニングと食事ケア．三輪書店，2013.
2) 迫田綾子，ほか：誤嚥を予防する食事支援のためのポジショニング教育スキームの汎用化．平成24-26年度科学研究費助成事業研究成果報告書，2015.
3) 迫田綾子，原田裕子：看護における食事時のポジショニング教育と汎用化に関する検討．日摂食嚥下リハ会誌22（3）：249-259，2018.
4) 川島みどり：看護の技術と教育．勁草書房，2002.
5) パトリシア・ベナー，ほか（著），井上智子（監訳）：ベナー　看護ケアの臨床知―行動しつつ考えること．医学書院，2012.

食事姿勢と誤嚥の基礎知識

食事と姿勢

摂食嚥下と姿勢の深い関係

　摂食嚥下とは，食べ物を認知して，口腔内に取り込み，咀嚼嚥下して胃まで送る食事行動である。先行期，準備期，口腔期，咽頭期，食道期の5期に区分される（表2）[1]。そして，摂食嚥下の5期，どのステージも姿勢の影響を受ける。先行期においては，椅子とテーブルの距離が離れていたり，高さが合っていなかったりすると，食べ物を口まで運べずに食べこぼしが多くなる。準備期～咽頭期の嚥下に関与する頭頸部の筋群は姿勢固定にも働いているため，姿勢反射の影響を受けやすい[2]。食道期においては，仰臥位に近い姿勢だと逆流のリスクが高くなる。食道疾患を有する患者においては，食事時の姿勢が大きな影響を与える。例えば，食道逆流の原因となる食道裂孔ヘルニアなどの疾患は高齢者に多くみられ，食事中だけでなく，食後もしばらく座位またはリクライニング位を保つことが重要である[3]。

　また，嚥下に関連する筋は，四肢の骨格筋と比較して，体幹の筋との関連が強いことが明らかになっており，体幹保持つまりは姿勢を保持することが嚥下機能の向上に重要であると考えられる[4]。

表2　摂食嚥下の5期

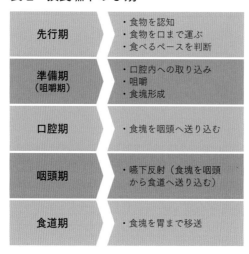

先行期	・食物を認知 ・食物を口まで運ぶ ・食べるペースを判断
準備期 （咀嚼期）	・口腔内への取り込み ・咀嚼 ・食塊形成
口腔期	・食塊を咽頭へ送り込む
咽頭期	・嚥下反射（食塊を咽頭から食道へ送り込む）
食道期	・食塊を胃まで移送

食べ物を食道へ送り込む咽頭期における喉頭閉鎖および食道入口部開大には，舌骨および喉頭の前上方への挙上が重要な役割を果たしている（図7）。喉頭の入り口は，舌骨の挙上，さらに甲状舌骨筋の収縮で喉頭が前上方に引き上げられ，喉頭蓋が水平になることで閉鎖する。喉頭口の閉鎖に加えて，声門が閉鎖することで誤嚥を防いでいる。また，食道入口部の開大には，輪状咽頭筋が弛緩することに加え，喉頭が前方へと移動することでスペースを作っている[5]。これらの舌骨・喉頭挙上には舌骨上筋群および舌骨下筋群が関与しているが，舌骨は関節を構成せずに複数の筋により位置が変化するため，頸部の角度や筋緊張の影響を受けやすい。つまり嚥下を円滑に行い，誤嚥を予防するためには，舌骨筋群が効率よく活動できるようなポジショニングが重要となる[6]。

頸部屈曲位が自然な姿勢で，嚥下には有利と考えられている（図8）[7]。ただし，「顎を引く」という指示だけでは頭部屈曲位（C1とC2で前屈）となってしまうことがあり，喉がつまって嚥下しにくくなる。咽頭腔が狭くなって嚥下圧は上昇するが，喉頭蓋が反転できなくなってしまうので注意が必要である[7]。「下顎（オトガイ部）と胸の間に拳が1つ入るように，軽く顎を引く」と声かけをするとよい。

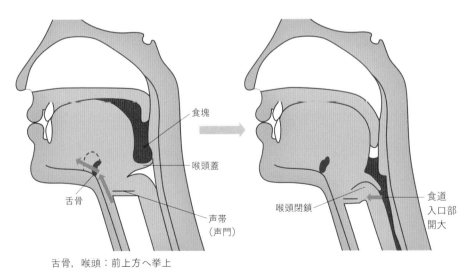

舌骨，喉頭：前上方へ挙上

図7　舌骨・喉頭挙上による喉頭閉鎖と食道入口部開大

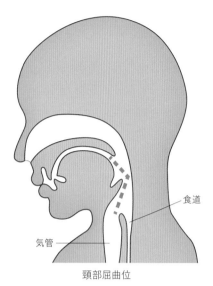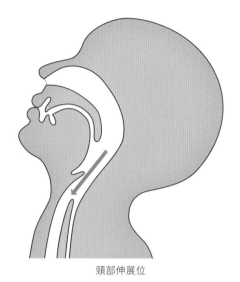

| 食道 |
| 気管 |

頸部屈曲位　　　　　　　　　　頸部伸展位

図8　頸部屈曲位と頸部伸展位
頸部伸展位は頸部屈曲位と比較して，口腔から喉頭までの角度が緩やかになり，誤嚥しやすい。

誤嚥と姿勢

誤嚥とは

　食物や唾液が気管内に入ることを誤嚥という。誤嚥の原因はさまざまであり，嚥下反射惹起の遅延によるもの，喉頭閉鎖が不十分であることで起こる嚥下中誤嚥，咽頭収縮不良や食道入口部開大不全によって生じた咽頭残留の流入による嚥下後誤嚥などが挙げられる。

　誤嚥すると咳反射（むせ）が起こり，誤嚥物を喀出する防御機構が働く。しかし，摂食嚥下障害患者は誤嚥しても咳を出さない場合があり，これを不顕性誤嚥という。この場合，本人，周囲も誤嚥に気づくことができず，誤嚥物は気管や肺に入ったままになるため，誤嚥性肺炎のリスクが高くなる。不顕性誤嚥には，サブスタンスPという神経伝達物質の濃度の低下が関与している[8]。サブスタンスPはドパミン系神経によって制御されるため，ドパミン産生の低下する種々の疾患をもつ患者は不顕性誤嚥を生じやすい。不顕性誤嚥のリスクの高い患者に対しては，湿性嗄声があるか，痰が出るか，食事中や食後に咳払いを頻繁にしているかなど，誤嚥を疑う徴候の有無に注意する必要がある。

誤嚥を防ぐための姿勢調整法

　誤嚥を防ぐ，減らすための工夫として，食事内容（食形態）の変更，姿勢の調整が非常に有効である。姿勢調整法として広く用いられるものに，リクライニン

グ位がある[7,9,10]。リクライニング位の効果には，咽頭に流入する食塊を梨状窩に誘導して喉頭前庭に入りにくくすること，一度梨状窩に貯留させてから嚥下反射を惹起させることで喉頭閉鎖と食道への流入のタイミングを一致させることにより誤嚥を防ぐことが考えられる。また，重力による食塊の咽頭への送り込みを補助する役割を果たす。

　頭頸部の屈曲位もよく使われている。顎引き嚥下[11]，chin down[12]，chin tuck[13]など複数の用語があり，その姿勢が頭部屈曲か頸部屈曲か頭頸部の複合屈曲なのか，厳密に定義されていない状況であるが[14]，報告されている効果としては，舌根部と咽頭壁の接触増加，嚥下後の喉頭蓋谷残留の減少，喉頭閉鎖の代償による誤嚥の減少などが挙げられる。

　片側麻痺や口腔咽頭腫瘍の患者など感覚や運動機能に左右差がある患者，片側のみ食道入口部の通過障害のある患者に対して，頸部回旋[15]，健側傾斜姿勢（健側を下にした頭頸部側屈位または体幹の傾斜姿勢）が用いられる[7]。頸部回旋では回旋側（患側）の梨状窩を狭くすることにより，健側傾斜姿勢では傾斜側（健側）への重力により，食塊を健側に誘導する。

　いずれの代償方法についても，すべての患者に効果があるわけではなく，それぞれの患者に適した方法を検討する必要がある。特に体位効果を組み合わせる場合（頸部回旋とリクライニング位など）には，誤嚥を誘発してしまうことがあるため，適応をしっかり評価することが重要である[9]。

異常姿勢の嚥下への影響

頸部伸展位

　前述したように，頸部のポジショニングは嚥下に影響を与える。危険な姿勢として頸部伸展位がある（図8）。頸部伸展位では口腔から喉頭までの角度が緩やかになり，口腔から送り込まれた食べ物が喉頭へと落下しやすい。咽頭腔が広くなるため，嚥下圧が低下しやすく，誤嚥しやすい姿勢といわれている[16]。頸部伸展位が嚥下に与える影響は検討されており，健常者を対象とした研究で，頸部伸展位で食塊の咽頭通過時間が延長し，誤嚥が認められた例もあった[17]。また，喉頭挙上筋群（舌骨下筋群）が伸張位となるため喉頭挙上が困難になる[9]。舌骨上筋群は，安静位と比較して嚥下時の活動時間と量が増加することから，頸部伸展位では嚥下に努力を要する[17,18]。

　頸部伸展位は chin-up やトッシングなどと呼ばれ，口腔期障害の患者の送り込みを補助する代償法として利用される[19]。しかし，誤嚥のリスクが高いことから，咽頭期に問題がある場合は使用することができない。

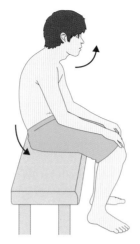

図 9　骨盤後傾位では頸部伸展位となりやすい

異常姿勢による頸部の過緊張

　頸部の過緊張も嚥下に悪影響を与える。舌骨上筋群，舌骨下筋群の緊張が強い状態だと，安静時の舌骨の位置が低くなり，嚥下時の舌骨挙上位置まで移動する長さが増えるため，摂食嚥下障害患者における誤嚥のリスクが高くなる[20]。

姿勢保持が困難な例

　食事中や直後の嚥下に関与している筋は姿勢保持にも関与している。正しい姿勢を保持できない症例は，身体のどこかで代償してその姿勢を保持しようとし，多くは頭頸部にて代償する。その結果，頸部は過伸展となる[2]。例えば，骨盤後傾位の座位の場合，前方を見ると頸部は伸展位となってしまう（図9）[6]。

　姿勢保持が困難な場合，頸部の角度に注意をはらい，過緊張にならないようにポジショニングを工夫しなくてはいけない。

（須佐千明・戸原玄）

引用文献

1)　戸原玄，才藤栄一：摂食・嚥下障害とは．植松宏（監）：セミナー わかる！摂食・嚥下リハビリテーション1巻―評価法と対処法．pp.2-13，医歯薬出版，2005．
2)　太田清人：訓練―頸部・体幹・姿勢のコントロール．MED REHABIL 57：26-33，2005．
3)　岩本俊彦：高齢者診療のワンポイント・アドバイス第106回―高齢者に潜む食道関連トラブルと対策．Geriatr Med 55（1）：108-109，2017．
4)　Yoshimi K, et al: Relationship between swallowing muscles and trunk muscle mass in healthy elderly individuals: A cross-sectional study. Arch Gerontol Geriatr 79:21-26, 2018.
5)　山田好秋：摂食・嚥下機能の生理．才藤栄一，向井美惠（監）：摂食・嚥下リハビリテーション（第2版）．pp.51-61，医歯薬出版，2007．
6)　南谷さつき：摂食・嚥下障害と栄養管理（第4回）―嚥下と姿勢および呼吸の関係．理学療法学 41（1）：34-39，2014．

7）日本摂食嚥下リハビリテーション学会医療検討委員会，ほか：訓練法のまとめ（2014版）．日摂食嚥下リハ会誌 18（1）：55-89，2014.

8）Yamaya M, et al: Interventions to prevent pneumonia among older adults. J Am Geriatr Soc 49(1): 85-90, 2001.

9）太田喜久夫：姿勢と摂食・嚥下．前掲書 5），pp.104-111.

10）才藤栄一，ほか：嚥下障害のリハビリテーションにおける videofluorography の応用．リハ医 23（3）：121-124，1986.

11）唐帆健浩：顎引き頭位の嚥下機能に及ぼす影響．日気管食道会報 50（3）：396-409，1999.

12）Shanahan TK, et al: Chin-down posture effect on aspiration in dysphagic patients. Arch Phys Med Rehabil 74(7): 736-739, 1993.

13）Welch MV, et al: Changes in pharyngeal dimensions effected by chin tuck. Arch Phys Med Rehabil 74(2): 178-181, 1993.

14）Okada S, et al: What is the chin-down posture? A questionnaire survey of speech language pathologists in Japan and the United States. Dysphagia 22(3): 204-209, 2007.

15）Logemann JA, et al: The benefit of head rotation on pharyngoesophageal dysphagia. Arch Phys Med Rehabil 70(10): 767-771, 1989.

16）野原幹司：認知症患者さんの病態別食支援─安全に最期まで食べるための道標．pp.91-104，メディカ出版，2018.

17）Morishima N, et al: The influences of Halo-Vest fixation and cervical hyperextension on swallowing in healthy volunteers. Spine 30(7): E179-182, 2005.

18）Hanamoto H, et al: Both extension and mouth opening impair the ability to swallow in the supine position. J Oral Rehabil 41(8): 588-594, 2014.

19）Logemann JA: Evaluation and Treatment of Swallowing Disorders (2nd ed). pp.197-201, PRO-ED, 1998.

20）Yamazaki Y, et al: Excessive anterior cervical muscle tone affects hyoid bone kinetics during swallowing in healthy individuals. Clin Interv Aging 12: 1903-1910, 2017

第 **2** 章

POTT プログラムの技術

ポジショニングの進め方

　ポジショニング（姿勢調整）は，入院（入所）あるいは在宅療養開始直後から開始される。療養生活における姿勢の良否は，その後の患者の食事や回復を含めた日常生活すべてに影響し，褥瘡や誤嚥のリスクにもかかわる。そのため，援助者は，ポジショニングに関する知識や技術を習得し，即座に実践できることが求められる。

　食事時のポジショニングの進め方は看護過程と同様で，そのプロセスはアセスメント（情報収集），目標，計画，ポジショニングの実施，評価である（図1）。本項目では，POTT の技術を適切に実践するため，基本的なポジショニングの進め方を解説する。

アセスメント（情報収集）

　ポジショニング前の情報収集では，健康問題（主疾患や治療），身体的能力（姿勢保持能力，摂食動作能力），患者や家族のニーズや希望，コミュニケーション能力，摂食嚥下機能，食事形態等について確認する。

　POTT プログラムでは，チームが協働し，ポジショニングを素早く実施できるよう，食事姿勢の包括的な選択基準を作成しており，それに沿ったアセスメントの進め方を紹介する（図2）。食事姿勢は，障害高齢者の日常生活自立度（寝たき

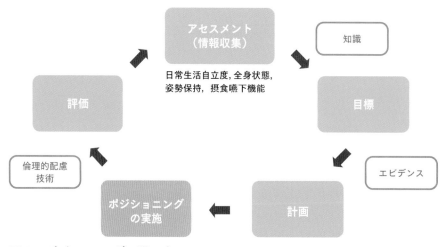

図1　ポジショニングの進め方

り度)[1]の各ランクから矢印に沿って，①全身状態，②姿勢保持能力，③摂食嚥下機能を判断して決める。また患者のアセスメントと同時に，ベッドや車いすの構造や機能のアセスメントも事前に行う（72頁）。

　食事は基本的な欲求であり，心理的，社会的な欲求でもある。特に療養中の食事には生きる意欲や食習慣，環境などが影響しているので，本人や家族から情報を得る。具体的には睡眠状況，服薬状況，口腔状態，食事環境，介護力，食欲や好み，食事時間，希望などについて確認する。

食事姿勢の選択

　食事姿勢の選択は，図2の基準に沿って，患者個々の姿勢を最終的に判断する。ベッド上での食事姿勢を，全介助の場合はリクライニング位30〜45度，一部介助か自立の場合はリクライニング位45〜60度を基本とする[2]。

　ランクB，Aで姿勢保持（座位）が可能な場合は，標準型車いすを選択する。車いすには，多々種類があり，適切な食事姿勢がとれるものを提供する。疾患の

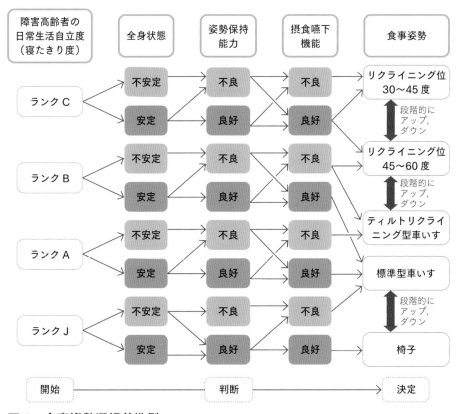

図2　食事姿勢選択基準例
・介入初期の食事開始の際に用いる

回復や悪化により食事姿勢は変化するため，患者の不快感に気づけるよう反応を注意深く観察する。

◉ ベッド上リクライニング位選定基準

● 30〜45度

・姿勢保持能力の低下，全身状態が安定していない，疲労が強く耐久性がない，注意力・集中力の低下が見られる。

・頸部の支持ができない，疾患による安静の指示がある，麻痺・拘縮・変形などにより，リクライニング位を上げると安定姿勢を保持できない。また呼吸器疾患，腹水貯留では，より苦痛を伴う。

・咽頭への送り込み機能の低下がある，嚥下反射が低下している場合など。

● 45〜60度

・全身状態が安定している，疾患による安静の指示がない，麻痺・拘縮・変形などがあるがリクライニング位を上げても安定した姿勢を保持できる，リクライニング位を上げることで覚醒を維持できる，食物認知ができる，咽頭への送り込み機能がやや改善している，嚥下反射惹起がある程度保たれている場合など。

障害高齢者の日常生活自立度（寝たきり度）判定基準

障害高齢者の日常生活自立度（寝たきり度）は，日常生活で維持している自立度を測定するための指標で，要介護認定の判定にも参考とされている（**表1**）[1]。指標は，ランクJ（生活自立），ランクA（準寝たきり），ランクB（寝たきり），ランクC（寝たきり）がある。

表1　障害高齢者の日常生活自立度（寝たきり度）判定基準

生活自立	ランクJ	何らかの障害等を有するが，日常生活はほぼ自立しており独力で外出する 1. 交通機関等を利用して外出する 2. 隣近所へなら外出する
準寝たきり	ランクA	屋内での生活は概ね自立しているが，介助なしには外出しない 1. 介助により外出し，日中はほとんどベッドから離れて生活する 2. 外出の頻度が少なく，日中も寝たり起きたりの生活をしている
寝たきり	ランクB	屋内での生活は何らかの介助を要し，日中もベッド上での生活が主体であるが座位を保つ 1. 車いすに移乗し，食事，排泄はベッドから離れて行う 2. 介助により車いすに移乗する
	ランクC	日中ベッド上で過ごし，排泄，食事，着替えにおいて介助を要する 1. 自力で寝返りをうつ 2. 自力では寝返りもうてない

（厚生労働省：「障害老人の日常生活自立度（寝たきり度）判定基準」の活用について. 厚生労働省, 1991）

全身状態

　主疾患の回復状態や療養環境に合わせ，呼吸，脈拍，体温，血圧，疼痛，意識レベル，意欲，言動等を観察する[3]。「不安定」の判断は，「症状の悪化」「いつもと違う様子」がある場合とする。例えば，呼吸が速い，発熱，痛みがある，意識レベルの低下（表2），元気がない，言動が混乱しているなどといった場合は，再度観察をして要因について検討し対応する。食事を中止すべき状態の目安を参考とし（表3）[3]，食事可能な場合は安全な姿勢であることを判断する。

姿勢保持能力

　姿勢保持の評価項目には，①寝返り，起き上がり，②座位保持，③床上移動，④床からの立ち上がりなどがある。これらの動作を包括的に判断する。頸部の保持能力も含める。姿勢保持能力の「良好」は，支えがなく自力で座位姿勢を保持でき，摂食能力がある状態とする。「不良」は自力では座位姿勢を保持できない，摂食能力が不足する場合（何らかの介助が必要な場合も含む）とする。

表2　Japan Coma Scale（JCS）のレベルと食事の可否

JCS のレベル			食事の可否
I　刺激しないでも覚醒している状態	1	大体意識清明だが，今一つはっきりしない	○
	2	見当識障害がある	○
	3	自分の名前，生年月日が言えない	○
II　刺激すると覚醒する状態	10	普通の呼びかけで容易に開眼する	△
	20	大きな声または体をゆさぶることにより開眼する	×
	30	痛み刺激を加えつつ呼びかけを繰り返すと辛うじて開眼する	×
III　刺激しても覚醒しない状態	100	痛み刺激に対し，払いのけるような動作をする	×
	200	痛み刺激で少し手足を動かしたり，顔をしかめる	×
	300	痛み刺激に全く反応しない	×

食事の可否
○：可能，△：リスクあり，×：不可能

表3　食事を中止すべき状態

- 意識レベルの低下，覚醒不良（表2）
- 頻回に嘔吐がある
- 呼吸器感染症による発熱が38℃以上，2日以上
- 痰絡みが増え，むせが強い
- 呼吸状態の悪化，呼吸回数30回/分以上（吸入酸素の増量）
- 検査で呼吸器系の病状が悪化

〔小山珠美（編集）：口から食べる幸せをサポートする包括的スキル（第2版）．p.24，医学書院，2017を参考に作成〕

頭頸部の保持能力は，頭頸部の可動性がある，または安定して支持できる場合を「良好」とし，頭頸部の過緊張，伸展位，回旋位，頭頸部が支持できない場合は「不良」に含める。

摂食嚥下機能

　摂食嚥下機能の判断には，まずは聖隷式嚥下質問紙の姿勢に関連する項目を用いている（図3）[4]。摂食嚥下機能の「不良」の判断は，「A」が1項目以上ある場合とする。「良好」はBまたはCの場合とする。ただし，この評価は簡易的であり，病態や回復過程には個別性があるため，早期にスクリーニングや嚥下内視鏡などによる嚥下評価を実施し，実際の摂食状況のLevel 6以上を「良好」とする（例外もあり）（表4）[5]。

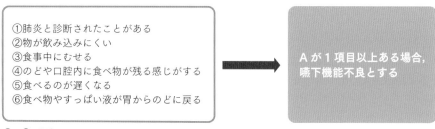

①〜⑥の評価
A：しばしば（重い症状）
B：ときどき（軽い症状）
C：なし（症状なし）

図3　嚥下機能評価の質問内容

表4　実際の摂食状況　Functional oral intake scale（FOIS）

Level 7	特に制限のない経口栄養摂取
Level 6	特別な準備なしだが特定の制限を必要とする複数の物性を含んだ経口栄養摂取
Level 5	特別な準備もしくは代償を必要とする複数の物性を含んだ経口栄養摂取
Level 4	一物性のみの経口栄養摂取
Level 3	経管栄養と経口栄養の併用
Level 2	経管栄養と楽しみ程度の経口摂取
Level 1	経管栄養摂取のみ

〔Crary MA, et al.: Initial psychometric assessment of a functional oral intake scale for dysphagia in stroke patients. Arch Phys Med Rehabil 86(8): 1516-1520〕

目標

　POTT プログラムの目標は，「食べるよろこびを伝え，支え合う」ことであるので，患者や家族の願いや強みを引き出して目標を設定する。以下は，食事におけるポジショニングの目標設定のポイントである。

　①安全で安楽な食事姿勢が保持できる，②食事に集中でき，誤嚥や窒息を起こさない，③食事の自立や満足感が得られる，④食事量の増加や健康回復ができる，などである。目標設定は，短期目標（1 週間），中期目標（1 か月～退院時まで），長期目標（3～6 か月）を設定し，患者や家族，チームで共有する。評価を可能にするため具体的な数値や効果検証ができる目標を挙げる。例えば，KT バランスチャート等の使用も有効である[3]。

計画

　アセスメントをもとに短期計画（1 週間），中期計画（1 か月～退院時まで），長期計画（3～6 か月）を立案する。計画達成のポイントは，「いつ」「どこで」「誰が」「何をするのか」を明確することである。計画を確実に実践できるようベッドサイドに写真や手順を貼り出す，電子カルテに記載するなどして，チームで計画を共有する。チーム全員が適切なポジショニングを実施するためには，POTT プログラムのミニ研修や患者カンファレンスで確認する方法なども有効である。食事姿勢は段階的にステップアップをすることを目標に，常に上位の食事姿勢をめざしていく。ただし，状態によっては段階的にステップダウンすることも計画する。

ポジショニングの実施

　POTT プログラムの基本・応用スキルを実施する（28, 48, 65, 72, 94 頁）。

評価

　評価（表5）は，患者の目標達成とともに看護や介護の実践の良否の評価にもなる。患者に対しては，短期・中期・長期目標の達成について適時に評価する。姿勢や摂食能力，食事量などが改善したか等，数値目標で評価すると効果を可視化でき，次のステップにつながる。1 人ひとりの患者の評価は，看護や介護の質を判断することにもつながるため，記録として残しておく。

　　　　　　　　　　　　　　　　　　　　　　　　　　（竹内富貴・迫田綾子）

表5　POTT 食事姿勢評価表　アセスメントから適切姿勢へ

	ベッド上　食事姿勢を見る								名前【　　　】	
	内容	月	日	月	日	月	日	月　日	スキル#	備考
1	安楽でリラックスした姿勢である								#6	
2	身体はベッド中央，可動軸より臀部が上である								#1	
3	両脇にクッションが密着している								#1	
4	足底接地あり，衣服が整っている								#1, 2	
5	背上げ角度は正確で，身体のずれがない								#2	
6	背・腰・足の圧抜きあり，呼吸や筋緊張がない								#2	
7	頭頸部は軽度前屈し，食べ物が見える								#3	
8	テーブルと腹部間隔，上肢サポートがある								#4	
9	介助位置や方法は適切である								#5	
10	食べやすく飲み込みやすい								#6	
	合計　　30点								担当：	

【評価点】　3：適切（よい），2：ほぼ適切（ほぼよい），1：やや不適切（やや悪い），0：不適切（悪い）

	車いす　食事姿勢を見る								名前【　　　】	
	内容	月	日	月	日	月	日	月　日	スキル#	備考
1	安楽でリラックスした姿勢である								#5	
2	車いすの事前調整ができている（車いす選択適切）								#1	
3	座面の奥中央，左右対称に座っている								#2	
4	背面調整ができ，骨盤後傾がない								#2	
5	足底が床か足台に接地している								#3	
6	頭部は軽度屈曲，上肢のサポートがある								#4	
7	テーブルと腹部間は握りこぶし1個分である								#4	
8	全体姿勢が左右対称で崩れがない								#5	
9	配膳は，食事が見えて手が届く位置である								#6	
10	食べやすく飲み込みやすい								#7	
	合計　　30点								担当：	

【評価点】　3：適切（よい），2：ほぼ適切（ほぼよい），1：やや不適切（やや悪い），0：不適切（悪い）

	アセスメントから POTT スキルへつなぐ		
1	1～10 を観察し点数をつける		メモ
2	低評価の原因を考える（アセスメント）		
3	適切な姿勢をイメージする（目標）		
4	ポジショニング計画，必要物品準備		
5	ポジショニングを実施する		
6	ポジショニング後，再評価する		
7	記録，共有，保存する		担当：

作成：POTT プロジェクト

引用文献

1) 厚生労働省:「障害老人の日常生活自立度(寝たきり度)判定基準」の活用について. 厚生労働省, 1991.
2) 迫田綾子(編):図解ナース必携─誤嚥を防ぐポジショニングと食事ケア. pp.46-53, 三輪書店, 2013.
3) 小山珠美(編):口から食べる幸せをサポートする包括的スキル(第2版). p.24, 医学書院, 2017.
4) 才藤栄一, ほか(監):摂食嚥下リハビリテーション(第3版). p.181, 医歯薬出版. 2016.
5) Crary MA, et al.: Initial psychometric assessment of a functional oral intake scale for dysphagia in stroke patients. Arch Phys Med Rehabil 86(8): 1516-1520.

ベッド上ポジショニング（基本）
リクライニング位30〜45度
POTTスキル1〜7の方法とポイント，根拠

　本項目では，POTTプログラムのベッド上ポジショニング（基本）のスキルの具体的な方法とポイント，根拠について述べる（**表6**，また，29〜47頁）。

- スキルチェック表の使用方法は第1章を参照（7頁）
- 準備物品（**図4**）：ベッド，枕，クッション2個，足底用クッション・シート，バスタオル2枚，タオル1枚，角度計，オーバーテーブル，食品(嚥下機能に合わせ，ゼリーまたは粥等)，トレー，スプーン，コップ，水
- 準備のポイント：準備物品は，操作しやすいようにワゴン等に配置しておく。ベッドは，機能と種類，マットレスの種類，厚みや柔らかさを事前に確認する。マットレスは，ベッド操作で下方にずれていることがあるため，頭側に寄せておく。クッションは，体幹に密着して安定性がよく，柔軟性がある大きめの物を選択する（167頁）。柔らか過ぎると姿勢が崩れやすい（ビーズ製品など）。不良姿勢の場合，硬いクッションは圧迫や痛み，褥瘡の原因になる。
- 新型コロナウイルス感染症流行期におけるポジショニングの留意点は**表7**にまとめた（47頁）。

表6　POTTベッド上基本スキル

> ① ポジショニング準備と声かけをする
> ② ベッドを挙上し，身体の圧を軽減する
> ③ 頭頸部を軽く前屈させる
> ④ 両上肢を安定させ，テーブルを設置する
> ⑤ 食事を見える位置に置き，介助する
> ⑥ 食事中の観察をする
> ⑦ 食後のポジショニングをする

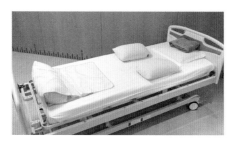

図4　使用するタオル，クッション類

スキル1 　ポジショニング準備と声かけをする

① ポジショニング準備と声かけをする

> これから食事の姿勢を整えます。ご自分でできるところは動かしてみましょう

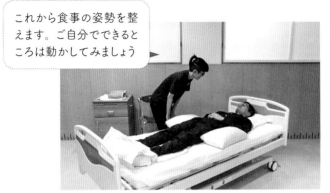

図5

手順

- 必要な物品をワゴン等に載せ，ベッドの近くに配置する
- 患者へ姿勢を整えることを説明し，了解を得る

ポイント・根拠

- 短時間で効率的にポジショニングを実施するため，手順を考えて必要物品を配置する（図5）
- 援助は患者の了解を得たうえで実施する
- 患者に声をかけ，食事を意識化させて活動性を高める
- 患者の動ける動作を確認しながら進める
- ベッドとマットレスの下方にすき間がある場合は，ベッドを挙上した時にマットレスが下がるので，すき間をバスタオル等で埋めておく
- 義歯はポジショニング前に装着する。口になじんで食べやすくなる

② ベッドの高さを介助者の大腿中央に設定する

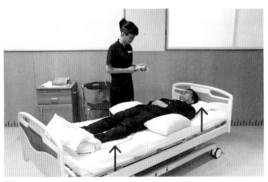

図6

手順

- 介助者はマットレスの上縁を大腿中央の高さに調整する

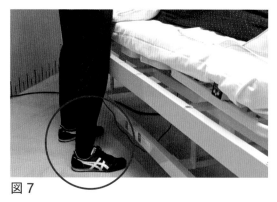

図7

- 立つ位置を決め，両足を肩幅
程度に広げる

ポイント・根拠

- 介助者のボディメカニクスとして，最小限の労力で患者の安全で効率的な動きを引き出す
- 介助者は，両足を肩幅に広げると，身体の支持基底面が安定して動きやすくなり，ポジショニング動作が円滑に進む

3 臀部下縁をベッドの可動軸（屈曲部）より上に移動させる

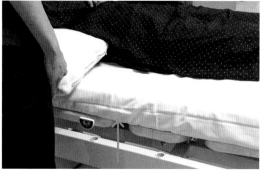

図8　　　ベットの可動軸（屈曲部）

ポイント・根拠

- 多くのベッドは寝姿勢用であり，ベッド上で食事をする場合はポジショニングが必要となる
- 適切な寝姿勢は，以降のポジショニングを円滑に進める基本となる
- 患者の股関節をベッドの可動軸（屈曲部）に合わせると，臀部の重力やマットレスの摩擦により身体がずれやすくなる
- 膝を曲げると臀部下縁がわかりやすい。自分で上るよう声をかけるのもよい
- 身長が高く頭部がヘッドボードに当たる場合は，枕を一時的に縦置きにして保護する
- 長期臥床や筋緊張が強い患者は，ポジショニング前に軽くマッサージして緊張を緩和する

4 患者の寝姿勢をベッド中央，左右対称に整え，両脇にクッションを密着させる

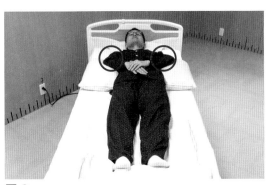

図9

手順

①クッションを肩から肘下に密着させ，左右対称に置く
②上肢は良肢位になるよう，肘を軽度屈曲させる

ポイント・根拠

・両側にクッションを密着させることで，支持基底面を増やし上体の安定を図る
・体幹に密着させ，空間をつくらないようにする。押し込み過ぎると，胸部圧迫になるので注意する

5 足底をクッションに接地させる

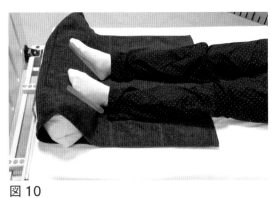

図10

手順

①足底接地用シート（バスタオルでも可）に長クッションを入れておく
②膝下までシートを敷き込み，足底を長クッションに軽く接地させる
③両足を肩幅に開き支持基底面を広くする
④足元から寝姿勢全体を観察し，不具合があれば修正する
※足趾，踵は除圧しておく

- 足底接地により，身体の下方へのずれを防ぐ
- 足底接地は嚥下関連筋群の緊張を緩和し，咀嚼や嚥下力，咳嗽力を維持，向上させ，誤嚥予防につながる
- 踵が長クッションに乗り上げたり，強く接地している場合は，下肢の緊張が強まるので修正する（図 11）
- 患者の両足を肩幅に開くことで，全身の支持基底面が広がり姿勢が安定する（図 12）

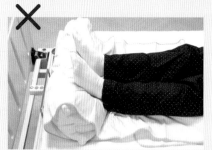

図 11
踵がクッションに乗り上げている様子

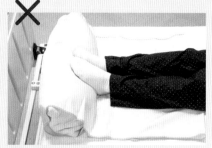

図 12
両足が密着して支持基底面が狭い様子

- 自分の体重で下肢を支えることで，全体姿勢が安定し，上半身のコントロールが容易になる
- バスタオルなどの日常的な用具を使用できるため，どこでも実施できる
- 円背，低身長の場合は，下肢全体に広いクッションを敷く（65 頁）

動画

スキル 2　ベッドを挙上し，身体の圧を軽減する

1 ベッドの操作をする

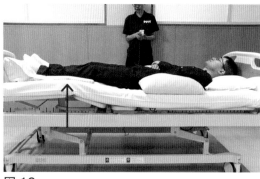

図 13

手順

- 下肢側を 15〜20 度程度挙上する

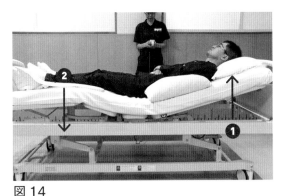

図14

・ 上体を予定リクライニング位まで挙上し（❶），下肢を下げる（❷）（上体と下肢は交互に少しずつ角度を調整）。下肢は10度程度挙上しておく

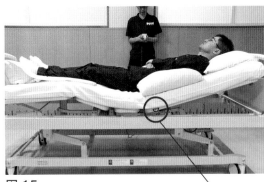

図15

角度計

・ 正確なリクライニング位を確認する。予定のリクライニング位を測り，微調整する

ポイント・根拠

- リクライニング位 30～45 度は，食事は全介助か一部介助の場合のポジショニングである
- リクライニング位 30 度のメリットは，食べ物の口腔内の移送を容易にする，咽頭後壁を食べ物がゆっくり通過するため，気管に入りにくいことなどである。デメリットは頸部が伸展しやすい，食べ物の口腔内の保持力が低下する，食べ物の認知や自力摂取が困難になることなどである
- ベッド操作時は，全身状態を観察しながら，ゆっくりと行う
- ベッド操作の順番は重要であり，下肢から挙上することにより，身体の下方へのずれを防ぐ
- 下肢を挙上する程度は，患者の呼吸状態や下肢および腹部の緊張を見て調整する
- 足下げ角度は，患者の呼吸，腹部や下肢の緊張がない状態とする
- 正確なリクライニング位にするため，角度計を用いる。電動ベッドの角度表示は誤差がある場合があり，角度計で確認しておく
- リクライニング位は，スタッフが共有できるようベッドフレームに角度表示をするとよい
- リクライニング位 30 度は，食べ物が重力により口腔から咽頭に送り込まれる最低角度となる。それ以下では，食べ物が口腔や咽頭に残留しやすい
- トレーニングの場合は，リクライニング位 30 度のスキルを習得して次のステップへ進む

② 背抜き・腰抜き・足抜きをする（圧抜き）

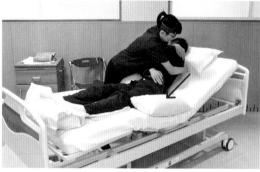

図16

 手順

・背抜き：クッションを外して下側に置く。患者の片側を横向きにして支え，背部の肩に手の平を当てて滑らせ上体の圧を抜く。両側で各2回繰り返す

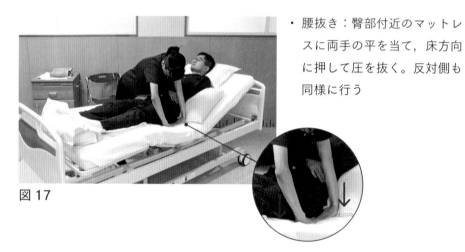

図17

・腰抜き：臀部付近のマットレスに両手の平を当て，床方向に押して圧を抜く。反対側も同様に行う

図18

・足抜き：片手を臀部外側から踵まで滑らせて圧を抜く。反対側も同様に行う

・安楽姿勢にする。衣類のしわも伸ばしておく

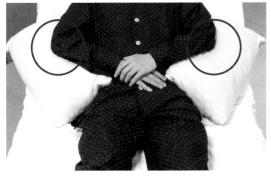

・クッションを脇から肘下に密着させ，上肢を乗せて両肘を軽く屈曲させる

図 19

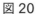

・踵が足底用クッションに軽く接地していることを確認する

図 20

スキル3 頭頸部を軽く前屈させる

1 顎と胸骨の間隔は4横指程度にする

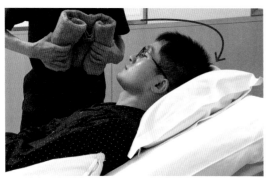

図21

手順

・端巻きタオルを挿入し，顎の角度を確認する

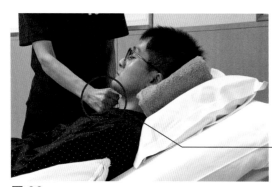

図22

・原則，正面位で，頭頸部は軽く前屈させ，オトガイ（顎）から胸骨までの間隔を4横指（握りこぶし程度）とする

────── 間隔は4横指

ポイント・根拠

・リクライニング位30度にベッド挙上した場合，頭頸部は後屈しやすく，誤嚥リスクが高まるため，軽度の前屈が必要となる
・頭頸部が安定すると，食べ物の送り込みが円滑になり，誤嚥リスクを軽減できる
・頭頸部の角度を調整する方法は，①〜③などの方法があり，患者や枕の状態により選択する

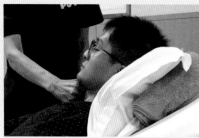

図23　U字型バスタオルを枕の下へ挿入した様子

①端巻きタオルを使用（図22）
②枕の下（乳様突起の上を目安）にU字型バスタオルを挿入（図23）
③マットレスの下にバスタオルを挿入する

- バスタオルは，頭頸部の角度の微調整に用いる。頭部の安定性，食事の見えかた等を観察しながら調整する
- 頭頸部の傾きは，端巻きバスタオルの太さに左右差をつけて調整する
- U字型バスタオルを用いる際は咀嚼に影響しないように，側頭部の乳様突起より上に挿入する
- 口腔ケア時は，唾液や汚染物の気管内への誤嚥や流入防止のため，オトガイ部と胸部の間隔は2〜3横指，軽度横向きとする
- 端巻きタオル，U字型タオルの作成方法は写真を参照（図24，25）

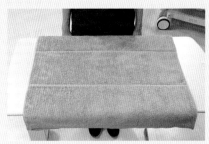

①厚めのバスタオルを半分に折る（上は折った後）

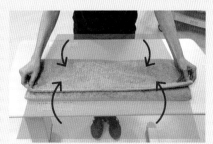

②6つ折りにする

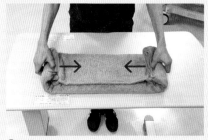

③両端を硬く巻く

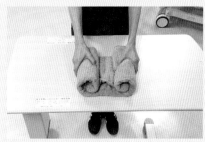

④完成

動画

図24　端巻きタオル作成方法

写真はPOTT用バスタオルで，6つ折りが正確にできるよう生地に線を入れている（173頁）

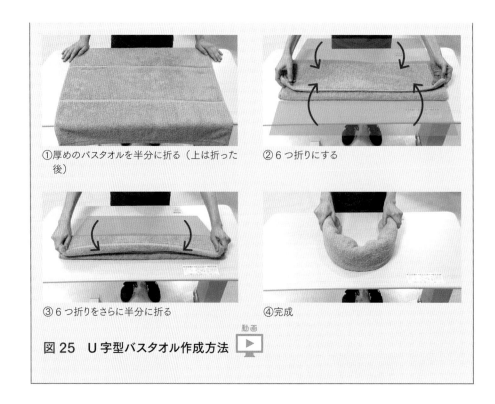

①厚めのバスタオルを半分に折る（上は折った後）

②6つ折りにする

③6つ折りをさらに半分に折る

④完成

図25　U字型バスタオル作成方法　動画 ▶

2 患者の視線を確認する

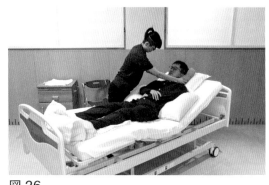

図26

手順
- 患者の視線が斜め下45度程度で，食事が見えるように，頭頸部の位置を調整する

ポイント・根拠
- テーブルを挿入して患者の視線を確認すると，食べ物の置き場所がわかりやすい
- 食事が見えると，食べ物を自分で選択することができ，食べるよろこびにつながる
- 視覚情報が確保できると，唾液の分泌が促進され，五感で食べる構えができる

③ 姿勢全体を確認する

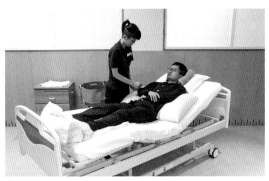

図 27

手順

- 足元から姿勢全体を観察する
- 表情，呼吸状態，左右のバランス，上肢の位置，腹部や下肢の緊張等を見て，不具合がある場合は調整する

ポイント・根拠

- 食事中，安定姿勢で 30〜40 分過ごせるかどうかを確認する
- 姿勢の崩れにより食事が中断すると，食欲の減退や食事時間の延長，食事量低下などが起こる

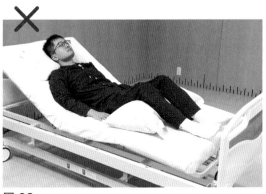

図 28
不適切なポジショニング例

不適切な例

- 食事時のポジショニングは，膝下に枕挿入だけでは完結しない。膝下枕は下肢の拘縮を起こしやすいため広めのクッションを臀部から踵まで敷く

スキル4　両上肢を安定させ, テーブルを設置する

1 両肘を安定させる

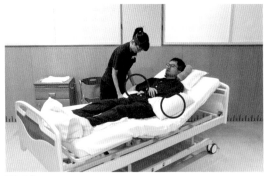

図 29

手順

①両肘の下へクッションを左右
　対称に置く

②前腕を屈伸させるなどして,
　動きやすい位置に肘を置く

ポイント・根拠

- 両上肢が安定すると, 体幹の左右への傾きを防ぐことができる
- 片腕は体重の約8%であり, クッション等を用いた支持が必要である
- 両肘が安定すると, 呼吸筋群や嚥下関連筋群の緊張が緩和され, 嚥下がスムーズになる
- 一部介助で両肘を支持できない場合は, 上肢運動の制限や疲労により摂食行動や食事時間に影響する

2 テーブルの高さ, 腹部との間隔を調整する

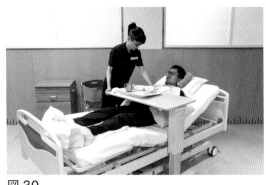

図 30

手順

- テーブルの高さは, 患者の臍部と腋窩の中間で食べ物が見える位置に調整する
- クッションと肘に隙間がある場合は, バスタオルで調整する
- テーブルと腹部の間を握りこぶし程度の間隔にする

- テーブルの高さを適切にすることにより，食べ物が見えて食欲増進やセルフケアにつながる
- テーブルが高い場合は，頸部が伸展し誤嚥のリスクとなる。低い場合は，頸部が過度に前屈し，口腔内で食べ物の送り込みが困難になる
- テーブルとの間隔が狭いと，腹部が圧迫されたり，摂食動作が困難になりやすい。空いているとテーブルに手が届きにくくなり捕食動作に影響する

動画

スキル5 食事を見える位置に置き，介助する

1 介助者は患者と目線を合わせ，利き手で介助する

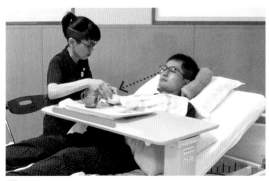

図31
トレーの下にタオルをしき（▬▬ 部），食器が動かない程度の傾斜をつけて，食べ物が見えやすくなるように工夫している

手順

① 患者および介助者ともに，手指衛生など再度感染予防対策を講じたうえで介助をする
② 食事は患者の正面・斜め下に置き，食べ物が見えるようにする
③ 原則，介助者は利き手側を介助位置とする。患者を中心としたクロックポジションで9時（右手介助），3時（左手介助）の位置をとる
④ 介助者は椅子に座り，患者と目線を合わせる
⑤ 患者に食事を見せながら献立の説明をする

- リクライニング位30度は自力摂取が困難なため，介助とする
- トレーは，横置きより縦置きが，視覚情報を得やすく食事に集中しやすい
- 非利き手（逆手介助）で介助すると，スプーンを患者の舌正中に置きづらく，患者は食べにくい。右利きの場合，患者の右側から介助する。両手利きの場合は，ベッド環境を見て決める
- クロックポジションは，患者の頭側を0時として時計周りで時間を示す

- 介助者が患者と同じ目線で介助することは，患者の姿勢の崩れを防ぎ，安全な食事につながる。立位介助では，患者の目線が上がり，頸部後屈位となりやすい
- リクライニング位 45 度で自力摂取の場合は，食器の滑り止めを使用したり食具を工夫する

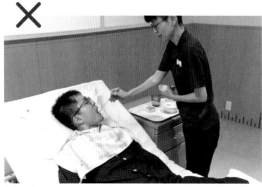

図 32

不適切な例

- 立位介助は患者の目線や顎が上がり，誤嚥リスクとなる（頸部後屈）
- 逆手介助のため，スプーンが患者の口に斜めに入り食べにくい

2 原則，食べ物を舌正中に入れる

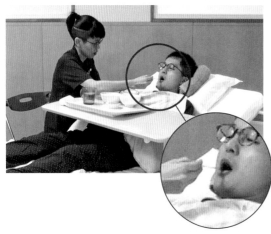
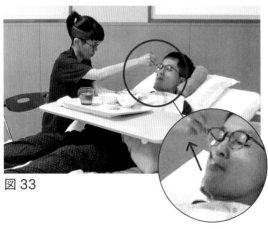

図 33

手順

① 1 口目は水分から開始し，スプーンは横向きで下口唇から口腔底に滑らせるように入れる。これを 2〜3 回繰り返し，口唇の取り込みや舌の動きを見る

② 食べ物はスプーンで適量をすくい，下口唇を滑らすように舌正中に入れ，軽く舌に圧をかける。上唇が降りて閉口するのを待ち，閉じたタイミングでスプーンをやや上向きに引き抜く

- スプーンを水に浸すと，食べ物がスプーンに付着せず食べやすい
- 口腔乾燥がある場合は，唾液代わりとなる冷水を用いると，口腔内の感覚刺激になる。口腔の自然な動きを引き出し，食べる構えをつくる
- 水分は口腔底に入れる。舌上は水分の流れ込みが速く，むせや誤嚥につながるため注意する
- 舌正中のスプーン接地により口腔内の食物認知が向上し，咀嚼や嚥下の開始が誘導される
- 舌のスプーン接地位置は，基本技術として正中としているが，患者の摂食嚥下機能により異なる
- 食物形態は，リクライニング位や摂食嚥下機能から判断し，適切な形態を選択する（176頁）

動画

スキル6 食事中の観察をする

① 食事中の観察をし，姿勢の崩れがあれば修正する

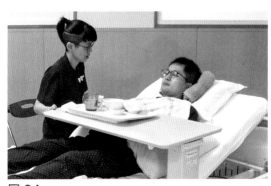

図34

手順

- 会話は最小限とし，食事に集中できるようにする
- 食事に集中できずに姿勢が崩れる場合は，その原因を考え，姿勢や食事環境を整える
- 頭頸部，体幹，上肢，足底等の変化を観察する
- 姿勢が崩れている場合，その原因を考え，崩れた部位を修正する

- 適切な姿勢での食事により，食べ物が見える，上肢の動きが引き出される，誤嚥予防や食事時間の短縮や満足感につながる
- 姿勢が崩れていると食事に集中できない
- ベッド上で下方にずれた姿勢は骨盤後屈位となり，腹部が圧迫される。腹部が圧迫されると，食事量の低下，横隔膜の可動域の制限，呼吸機能に影響する。また，嚥下関連筋群を含めた全身の筋緊張を招く
- 食事時間は 30〜40 分とする。長くなると疲労や嚥下機能の低下から，誤嚥や窒息につながりやすい
- 痛みは食欲を減退させる。苦痛の有無や患者の表情を観察しながら介助する
- 向精神薬などは認知機能に影響し，覚醒不良による姿勢保持困難や自己による姿勢修正などの実施が困難になる

動画

スキル7 食後のポジショニングをする

❶ ベッドの操作をする

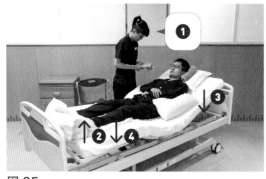

図35

手順
❶姿勢を整えることを伝え，了解を得る
❷ベッド操作は，まず下肢側を 15〜20 度程度上げる
❸上体側を少し下げ
❹下肢側を少し下げ，全体を調整する

- ベッド操作は，患者の了解を得てからゆっくり行う
- 最初に下肢を挙上し，上体のずれを予防する

② ベッドは 15 度程度挙上とし，背抜き・腰抜き・足抜きをする

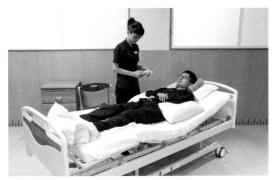

図36

手順

・ 食後のリクライニング位は 15度程度挙上しておく

・ ベッド下降時も，ずれが生じるので，背抜き・腰抜き・足抜きを必ず行う（34頁と同様）

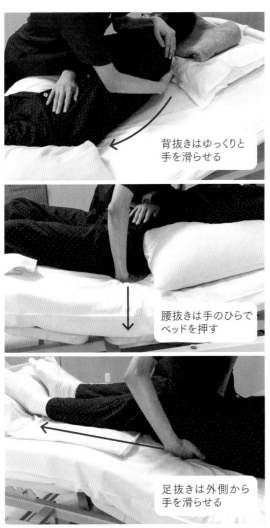

背抜きはゆっくりと手を滑らせる

腰抜きは手のひらでベッドを押す

足抜きは外側から手を滑らせる

図37

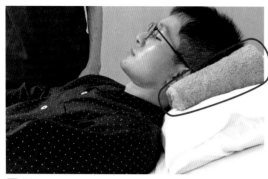

- 端巻きタオルと枕を動かして頭部の圧抜きをし，安定位にする
- 頭頸部の角度を調整する

図38

ポイント・根拠

- 食後の軽度のリクライニング位は，胃食道逆流予防となり，呼吸の安定につながる
- 食後の頭頸部の後屈は，食物残渣や唾液誤嚥のリスクとなる
- 食後や夜間は，不顕性誤嚥のリスクが高まるため，食後のポジショニングが重要である
- ベッド下降時に背抜き等を怠ると，ずれや不快感が残り安楽な状態を保てない

③ ねぎらいの言葉をかける

手順

- 食事の終了を伝え，ねぎらいの言葉をかけ，食事の感想を聞きながら食べるよろこびを共有する。食べられない時は，希望や強み，課題を見つけて次につなげるようにする。

ポイント・根拠

- 食事について話すことは，満足感や食べるよろこびを強化する
- コミュニケーションにより患者と介助者の信頼関係が強化される。発語がない場合などは，表情やしぐさから推察する
- 食事に課題がある時は，その原因を考え，スタッフ間で共有できるようチームカンファレンス等を行う

（宮田栄里子，迫田綾子）

〔撮影協力：山﨑宏大（神鋼記念病院リハビリテーション室）〕

（撮影施設，協力：シーホネンス株式会社）

参考文献

- 迫田綾子（編）：誤嚥を防ぐポジショニングと食事ケア．三輪書店，2013．
- 田上裕記，ほか：姿勢の変化が嚥下機能に及ぼす影響．日本摂食嚥下リハビリテーション学会誌 12(3)：207-213, 2008.
- 日本摂食嚥下リハビリテーション学会医療検討委員会：訓練法のまとめ（2014版）．日本摂食嚥下リハビリテーション学会誌 18（1）：55-89, 2014.

表7 新型コロナウイルス感染症 (COVID-19) 流行期におけるベッド上ポジショニング基本スキル

- 窓を開け，換気と身体の保温など，環境を調整する
- 全身状態の観察は，接触・飛沫感染のリスクを考え，退避行動に心がける
- 標準予防策，手指衛生（手洗い，アルコール）
  ※厚生労働省，各学会指針，所属施設等の方針に沿う
- **患者準備**：ベッド，クッション3個（両上肢2個，足底用1個），バスタオル2枚（頭頸部調整・足底接地用各1枚），タオル，食事，介助時柄長スプーン，手の消毒用シート，食事開始までマスクを着ける
- **介助者準備**：マスク，手袋（ディスポエプロン）
  感染者・濃厚接触者時は，フェイスシールド，ゴーグル，ガウン

ポジショニングの実際　接触・密着を最小限，短時間で実施，チームでトレーニング!

① ポジショニング準備と声かけをする　（ ）は根拠・ポイント

- ベッドの高さを，介助者の大腿中央に設定する（ボディメカニクス）
- 臀部下縁をベッド可動軸より上に移動させる（ずれ予防）
- 両脇にクッションを密着させる（体幹の安定）
- 足底をクッション（枕）に接地させる（嚥下力強化）

② ベッドを挙上し，身体の圧を軽減する

- ベッド操作：①足を上げる，②上体を上げる，③足を下げる（ずれ防止）
- 正確なリクライニング位を確認する（角度計アプリ利用）
  （全介助30～45度）（一部介助45～60度）（自立60度⇒車いすへ）
- 背抜き・腰抜き・足抜きをゆっくりする（リラックス効果・褥瘡予防）

③ 頭頸部を軽く前屈させる

- 顎と胸骨の間隔は4横指程度（端巻きタオルを使用する。誤嚥予防）
- 食べ物が見えることを確認する（視覚情報）
- 姿勢や呼吸状態を確認する（表情や視線・局所圧迫の有無を確認し，安楽になるように）

④ 両上肢を安定させ，テーブルを設置する

- 両肘をバスタオル等で安定させる（手の重さをサポートする。自力摂取を向上させる）
- テーブルの高さを調整，腹部との間隔は握りこぶし程度にあける

⑤ 食事を見える位置に置き，必要時介助する

- 患者および介助者は手指衛生，患者はマスクを外し，手指清拭をする
- 患者自身でできる食行動は，セルフケアを促す
- 介助時は対面を避け，顔を離して，逆手介助にならない位置で行う
- 柄長スプーンを使用し，食べ物は原則舌正中に入れる

⑥ 食事中の観察をする

- 最小限の会話とし，咳や息が当たらないよう注意する
- 食べかた，飲みかた，むせ，食事動作，姿勢の崩れ等を観察し，誤嚥を予防する
- 食事時間は，30分程度とする

⑦ 食後のポジショニングをする

- ベッド操作；①足を上げる，②上体を下げる，③足を下げる
- ベッドは15度程度挙上で，背・腰・足抜きを行う（安楽・胃食道逆流防止）
- ねぎらいの言葉をかける　⇒終了後患者の手指やテーブル等を消毒する

（POTTプロジェクト・研究会：新型コロナウイルス（COVID-19）感染症流行期におけるベッド上 ポジショニング基本スキル.
http://pott-program.jp/）

ベッド上ポジショニング（基本）
リクライニング位60度
POTT スキル1〜7の方法とポイント，根拠

　リクライニング位60度は，一般的によく見られるベッド上の食事姿勢である。食べ物が見えやすく，自力摂取が可能となる。一方，姿勢は下方や左右に崩れやすく，正確なポジショニングが必要である。

- スキルチェック表の使用方法は第1章を参照(7頁)
- POTT スキルの7項目はリクライニング位30〜45度と同様である(28頁)。
- 準備物品：バスタオル (あれば足底接地用シート，U字クッション)，食材 (咀嚼可能な物，水)，柄長スプーン，コップ (ノーズカットがよい)

スキル 1 ポジショニング準備と声かけをする

❶ ポジショニング準備と声かけをする

これから食事の姿勢を整えます。ご自分でできるところは動かしてみましょう

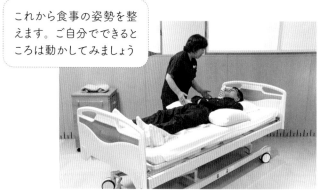

図39

手順

- 必要な物品をワゴン等に載せ，ベッドの近くに配置する (28頁)
- 患者へ姿勢を整えることを説明し，了解を得る

❷ ベッドの高さを介助者の大腿中央に設定する

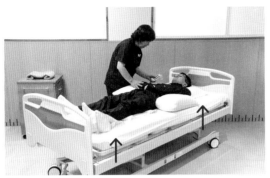

図 40

手順

- 介助者はマットレスの上縁を大腿中央の高さに調整する
- 立つ位置を決め，両足を肩幅程度に広げ，動きやすくする（30頁）

❸ 臀部下縁をベッドの可動軸（屈曲部）より上に移動する

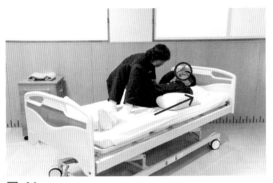

図 41

手順

- 臀部下縁をベッドの可動軸（屈曲部）より上に移動させる
- 頭がヘッドボードに当たる場合は，一時的に枕を縦置きにして保護する

ポイント・根拠

- リクライニング位 60 度の場合，ベッド操作時に身体が下方へずれやすいため，臀部下縁をベッドの可動軸より上にすることが重要である
- 移動動作が可能な人は，膝を曲げ，ベッド柵を持ってもらい，ずり上がるように声をかける（図 41）
- スライディングシートを使用し，上方に移動させる方法もある
- 四肢の拘縮や緊張がある時は，軽くマッサージをするとリラックスでき，動きがよくなり，気持ちよさが伝わる

4 両脇にクッションを密着させる

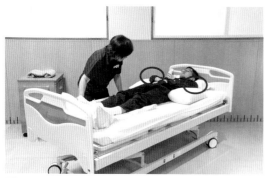

図 42

手順

①患者の寝姿勢をベッド中央，左右対称に整える

②クッションを肩から肘下に密着させ，左右対称に置く

③上肢は良肢位になるよう，肘を軽度屈曲させる

ポイント・根拠

・両側にクッションを密着させることで，支持基底面を増やして上体の安定を図る
・クッションを体幹に密着させて空間をつくらない。ただし，押し込み過ぎると，胸部が圧迫されるので注意する
・クッションは，やわらかめで適度な反発力があり，身体にフィットするものが望ましい

5 足底をクッションに接地させる

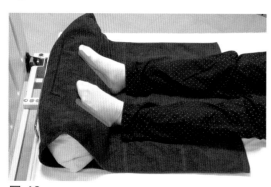

図 43

手順

①足底接地用シート（バスタオルでも応用可）の袋部分に長クッションを入れておく

②膝下までシートを敷き込み，足底を長クッションに軽く接地させる

③両足を腰幅に開き支持基底面を広くする

④足元から寝姿勢全体を観察し，不具合があれば修正する

ポイント・根拠

・足底接地により，身体の下方へのずれを防ぐ
・足底接地は嚥下関連筋群の緊張を緩和し，咀嚼や嚥下力，咳嗽力を維持，向上させ，誤嚥予防につながる
・踵が長クッションに乗り上げたり，強く接地している場合は，下肢の緊張が強まるので修正する
・足底接地することで膝・腰部が安定し，上半身や頭頸部のコントロールが容易になる

動画

スキル2 ベッドを挙上し，身体の圧を軽減する

1 ベッド操作をする

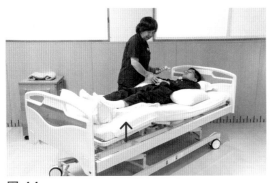

図44

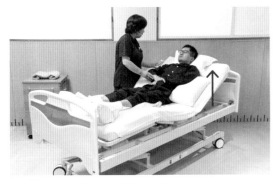

図45

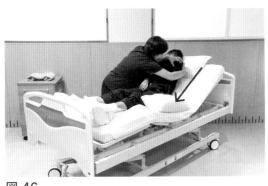

図46

手順

- 姿勢を整えることを話し，了解を得る
- 下肢を20度程度上げる

- 上体を30度程度上げる

- 30度に上げた時に一度，背抜き（図46），腰抜き（図47），足抜き（図48）を行う（各両側2回程度）

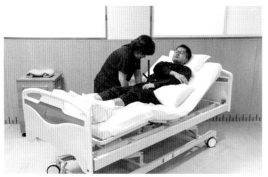

・腰抜きを行う

図 47

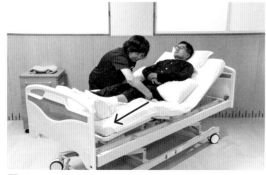

・足抜きを行う

図 48

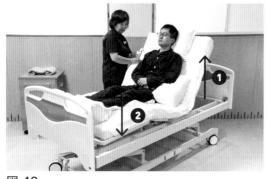

❶上体を60度に上げる

❷下肢を少し下げる

図 49

・患者に安心感をもってもらえるように手を添えながら声かけする

・30度に上げた時に一度圧抜きをすると，全身の緊張が取れてリラックスできる

・ベッド操作中には，下方へのずれや腹部，大腿部の緊張が起こりやすいため，患者の状態を注意深く観察しながらベッド操作をする

2 正確なリクライニング位を確認する

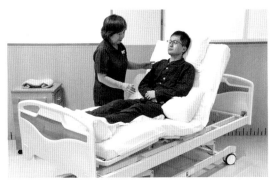

図50

手順

- 体幹が安定していることを確かめ，角度計でベッド角度を正確に計測する
- 体幹，頭部の安定性を確認する

ポイント・根拠

- 寝姿勢が悪いままでベッド操作をすると，不良姿勢になる
- 姿勢が変形している場合（円背や関節拘縮，低身長など），姿勢が崩れやすいので個別のポジショニングが必要である（65頁等参照）
- 下肢の角度が高いと腹部の圧迫や下肢の緊張が起こりやすい

3 背抜き・腰抜き・足抜きをする

- 介助者は，同位置から上体移動をしながら，背から足抜きまで連続して行うように心がける
- 枕を外しておく

背抜きをする

60度で背抜きをする場合，3つの方法があり，患者の自立度により選択する

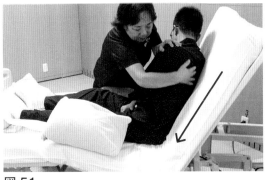

図51

方法1

- 肘部のクッションを外して下側に置く。患者の片側を横向きにして支え，背部の肩に手の平を当てて滑らせ上体の圧を抜く。各部位は2回程度繰り返す

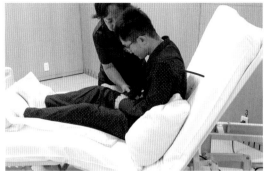

図52

方法2
・ベッドから上体を離す

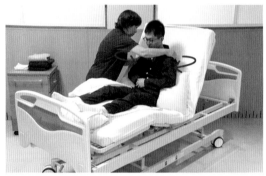

図53

方法3
・上体を左右にひねる（声をかけて自分で向いてもらうのもよい）

腰抜きをする

腰抜きは，2つの方法がある

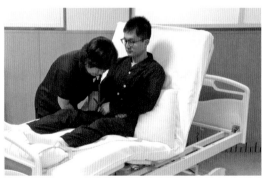

図54

方法1
・両手の平をマットレスに当て，床方向に押して圧を抜く（図54）

方法2
・両臀部に手を当て，左右片方ずつ浮かせる

足抜きをする

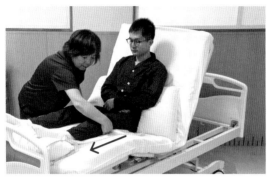

図 55

手順

- 両手を大腿部から下肢へと滑らせる

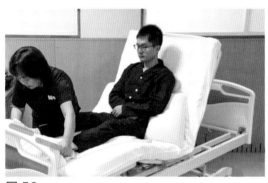

図 56

- 踵をマットレスに付け，足裏をクッションに接触させる
- 上肢を良肢位にして，クッションを体幹に密着させる

ポイント・根拠

- 背抜きを行う際，自分で身体を動かすように患者に促し，活動性の向上につなげる。次からセルフケアを勧める
- 60度の足抜きは，足をベッドから上げすぎると上体が下方にずれやすいため，手を足とベッドの間に軽く差し込む感じで行う
- ベッド操作中に大きくずれた場合は，最初からやり直すほうが適切姿勢になる
- 圧抜きは，覚醒状態や心理状態により手の当てかたや速度を調整する（35頁）
- 踵がクッションに乗っていると，下方へずれやすいため必ず確認する
- 介助者のボディメカニクスを活用する。背抜きから足抜きまで流れるように連続で行うことは，気持ちよさや相互の負担軽減になる

スキル3　頭頸部を軽く前屈させる

- 頭部から骨盤までのアライメントを整え，頭頸部が自由に動けるようにする
- 骨盤を立て，体幹を安定させて顎が引ける姿勢を取る
- 60度の場合，体幹安定のために先にテーブルを入れる

①　骨盤を垂直に立て上体を安定させる

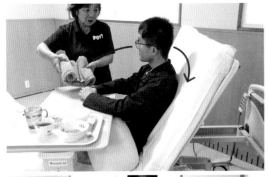

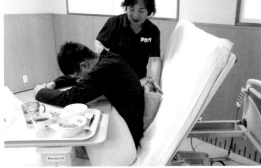

図57

手順
- テーブルに両手を乗せて，身体とベッドの間に隙間をつくる
- 端巻きタオルを肩甲骨下角から腸骨稜の上に入れ，骨盤をまっすぐ立てる
- トレーはテーブルに載せなくてもよい

②　頭頸部を安定させる

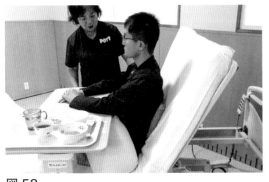

図58
端巻きタオルを入れ体幹および頭頸部が安定した様子

- 顎（オトガイ部）と胸骨の間隔を4横指程度にする
- テーブル上の食べ物が見えることを確認する

- テーブルを置いて上体を支えると姿勢が崩れず，端巻きタオルを挿入しやすい
- 背部へ端巻きタオルを挿入すると，骨盤の後傾を予防できて座位姿勢が安定する。適切な位置に入れて，姿勢の崩れや胸・腹部の圧迫を防ぐ
- 骨盤が後傾すると，頭頸部も後傾しやすく，視界も上方移動するので注意する
- 肩甲骨に端巻きタオルが接触すると，上肢運動を妨げ，食べにくい
- 端巻きタオルは，厚く大きめの材質を用いると安定しやすい。幅は20cmを目安とする
- 円背の場合，背中へ端巻きタオルを入れると強彎を助長するため挿入しない（65頁）

③ 姿勢全体を確認する

手順

- 足元から姿勢全体を観察する
- 身体のアライメント，表情，呼吸状態，腹・胸部や下肢の緊張の有無など，不具合がある場合は調整する
- 体格やマットレス等により60度で腹部や下肢の緊張がある場合は，観察しながら角度を下げてみる

ポイント・根拠

- 食事中，安定した姿勢で30〜40分過ごせるかを確認する
- 自力摂取の可能性を見極め，見守り，介助の判断を行う
- 姿勢の崩れにより食事が中断すると，食欲減退や食事時間の延長，食事量の減少などが起こる

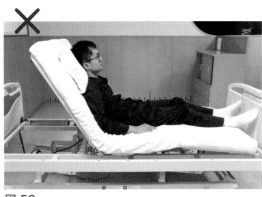

図 59

不適切な例

- 足底接地できていないため，身体が下方にずり落ちる。また，上半身のコントロールが困難になる
- 顎が上がると視線も上向き，食物認知ができず，誤嚥のリスクが高まる
- 枕がずり落ちてくるため，上体や嚥下関連筋群が緊張する
- 上肢で体幹を支えているため，食事動作ができず介助が必要になる
- 胸・腹部が圧迫されて，嚥下関連筋群や呼吸筋の動きが低下する

動画

スキル4 両上肢を安定させ，テーブルを設置する

1 両肘を安定させる

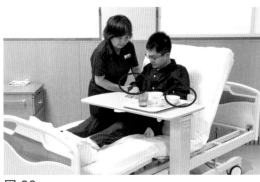

図 60

手順

- 両肘は左右対称にして，クッションを縦長にして密着させる
- 前腕を屈伸させてみて，動きやすい位置に肘を置く
- クッションと肘の隙間は，バスタオルやU字クッションで埋める

- 上肢が安定すると，体幹が安定し，自力摂取や食事時間の短縮となる
- 片腕の重量は体重の6〜8％あり，摂食動作に影響するため，肘へのサポートが必要となる
- 両肘が安定すると，呼吸筋群や嚥下関連筋群の緊張が緩和されて摂食動作の自由度が高まる
- U字クッションは，両肘や背部の安定など用途が広く，効果的なポジショニングができる

② テーブルの高さ，腹部との間隔を調整する

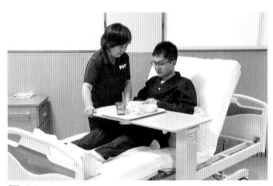

図61

手順

- テーブルの高さは，肘の高さに合わせて調整する

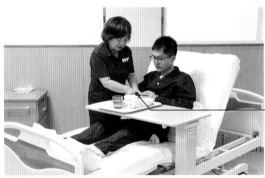

図62

- テーブルと腹部の間は，握りこぶし（4横指）の間隔にする

———— 間隔は握りこぶし程度

- 適切なテーブルの高さであれば，摂食動作が容易となり自力摂取につながる
- テーブルが高すぎると，食べ物が見えにくく，頸部が伸展して誤嚥のリスクが高まる
- テーブルと腹部の間隔が広いと，食べ物に手が届きにくく，食べこぼしや疲労の原因になる

スキル5 食事を見える位置に置き, 介助する

自立度に合わせて見守り, または介助する

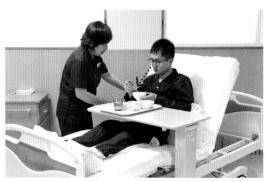

図 63

手順

- 患者および介助者ともに, 手指衛生など再度感染予防対策を講じたうえで介助をする
- テーブル正面にトレーを縦に置き, 食事がよく見えるようにする
- 自分で食べるように声をかけて側で見守る。必要に応じて献立について説明する

ポイント・根拠

- 食事では, 食べたい物を自分で選び, 好きなように食べることがおいしさや満足感につながる
- 食事が見えることは, 食欲や認知力の向上となり, 食べるよろこびにつながる
- 食欲が低下したり, 覚醒状態が悪い場合などでは, 介助から始め, 徐々に自力摂取につなげる

介助の場合　食べ物を原則舌正中に入れる
（リクライニング位 60 度の特徴）

手順

- スプーン介助の場合は, 感染予防のため柄が長目の物を使用する(175頁)
- 頭部の位置が高いため, 視線を合わせながら介助するためにはベッドを下げるか, 介助者が高さのある椅子を用いる
- 介助位置はクロックポジションで3, 9時の位置（45度）とし, 飛沫などに注意する

- 逆手介助やスプーンを過度に上抜きするなどの不適切な介助は，姿勢の崩れにつながる
- 口唇閉鎖や舌の送り込み障害がある場合は，口腔内に食物残留が起こりやすい
- 食事形態は原則咀嚼物であるが，誤嚥リスクがある場合は，液体・固形物ともに食事形態を工夫する
- 水分は，咽頭への流れ込みが速く，むせや誤嚥となるため，舌上には入れない
- 姿勢が安定して自力摂取が進めば，車いすや座椅子へ移行する

動画

スキル6　食事中の観察をする

1　食事中の観察をする

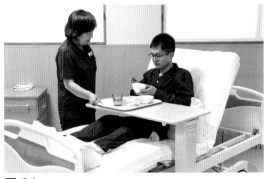

図64

手順

- 会話は最小限にして食事に集中できるようにする
- 好きな食べ物や食べにくい物などを把握する
- 観察項目は，食物認知，上肢の動き，食具の使いかた，咀嚼，むせ，食事時間，姿勢の崩れ，疲労，満足感など
- 姿勢が崩れている場合，原因を考え，崩れた部位を修正する
- 食事に集中できない場合は，個食やテレビを消すなど，食事環境を整える

- 観察項目のチェックリストを作っておくとよい
- 摂食動作は食具によって異なることがあるため，口や頭の動きを観察してスプーンの形態を変えてみる。箸のほうが上手に食べられこともある
- 不良姿勢では，食事よりも身体に意識が集中しやすく，食事開始の遅れや中断が起こりやすい
- 下方へずれると，骨盤が後屈して腹部や胸部を圧迫する。また，視線が上方へ移り，頸部が後屈しやすい
- 姿勢が崩れた場合は，口腔内に食物残留がないかを確認し，リクライニング角度を下げて再度ポジショニングを行う。崩れが小さい場合は，クッションの位置や足底接地を確認して修正する
- 食事時間が 30 分以上かかる場合は，その原因をアセスメントし対策を講じる

動画

スキル7 食後のポジショニングをする

❶ ベッドの操作をする

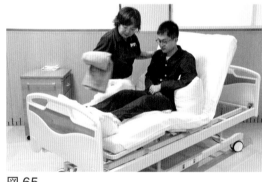

図 65

手順
- 姿勢を整えることを伝え，了解を得る

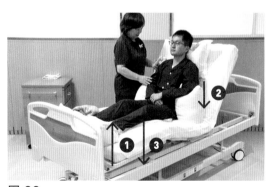

図 66

❶ベッド操作は，まず下肢側を15〜20度程度上げる

❷上体側を少し下げる

❸下肢側を少し下げ，全体を調整する

2 ベッドは 15 度程度挙上とし，背抜き・腰抜き・足抜きをする

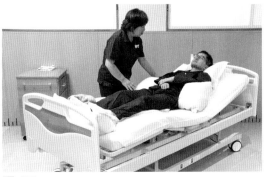

図 67

手順

- 食後のリクライニング位（または軽度側臥位）は15度程度挙上しておく

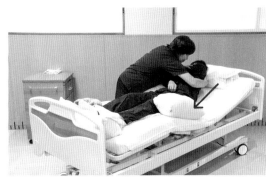

図 68

- ベッド下降時も，ずれが生じるので，背抜きを必ず行う〔スキル2（51頁）と同様〕

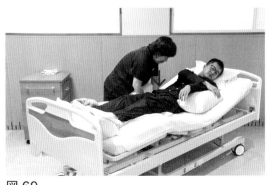

図 69

- ベッド下降時も，ずれが生じるので，腰抜きを必ず行う〔スキル2（51頁）と同様〕

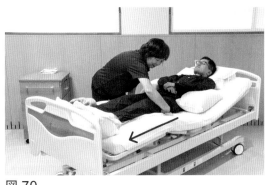

図 70

- ベッド下降時も，ずれが生じるので，足抜きを必ず行う〔スキル2（51頁）と同様〕

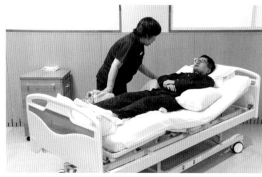

・頭頸部は軽度前屈させる。枕やクッションを調整して安楽な姿勢を整える

図71

・食後の軽度のリクライニング位または軽度側臥位をとると，胃食道逆流予防や嘔吐時の誤嚥予防になる
・食後や夜間は，不顕性誤嚥のリスクが高まるため，食後のポジショニングが重要である
・ベッド下降後の背抜きや足抜き等を怠ると，ずれや不快感が大きくなり安楽を保てない

③ ねぎらいの言葉をかける

・食事の終了を伝え，ねぎらいの言葉をかけ，食事の感想を聞きながら食べるよろこびを共有する
・食べられない時は，強みや課題を見つけて次につなげるようにする

・食事について話すことは，満足感や食べるよろこびを強化する。発語がない場合などは，表情やしぐさから推察する
・食事に課題がある時は，カンファレンス等で原因を考えてスタッフ間で共有する
・車いすへのステップアップ，またはベッド上でのステップダウンもありうる。食事の摂食状況，全身状態と併せて検討する

（迫田綾子）
〔撮影協力：山﨑宏大（神鋼記念病院リハビリテーション室）〕
（撮影施設，協力：シーホネンス株式会社）

ベッド上ポジショニング（応用）
状態別のポジショニング
円背，四肢麻痺，耐久性低下等

　摂食嚥下障害がある患者は，さまざまな疾患を複合している場合が多く，麻痺や拘縮などを合併していることも多い。そのため，基本的なポジショニングスキルに加え，それぞれの疾患や障害に合わせたポジショニングスキルが必要となる。本項目では，疾患や障害による状態別に，ベッド上の食事姿勢の具体的な対策について紹介する。

円背がある場合の食事姿勢

　円背とは，脊柱が後方に曲がって背中が丸くなった（脊柱が後彎した）状態をいい，重力や環境の影響に対する身体の反応である。円背により脊柱が後彎した状態で拘縮していると，骨盤が後傾位となり，頭頸部や体幹，四肢の動きなど身体全体の動きに影響する。また，褥瘡，関節の拘縮，筋緊張の亢進，神経麻痺，呼吸機能の低下，浮腫，嚥下機能の阻害，誤嚥，痛み，転倒，胃食道逆流，便秘など，全身状態にも影響が生じる。円背による2次的障害を予防し，円背姿勢が悪化しないように，日常から行う姿勢・活動ケアが大切である。特に食事時には，頸部伸展位や過度な頸部前屈位による嚥下運動の阻害が，誤嚥や窒息リスクになるため，適切な姿勢調整が必要である。

　円背がある場合，背張り調整付きティルト・リクライニング車いすを使うことが望ましい。しかし，全身状態や耐久性が低下していたり，疾患の影響が生じていたり，日ごろから寝たきり状態である場合などでは，ベッド上での食事姿勢の調整が必要となる。そのため，円背など姿勢の状態に加え，全身状態などの包括的な評価に基づいて姿勢を検討する。

円背がある場合のベッド上ポジショニングの実際

　円背がある場合，頸部伸展，肩・上肢が後方に下がることで，頸部・胸部の筋緊張が高まり，飲み込みにくさ，呼吸の抑制となりやすい（図72，73）。そのため，背部全体から上肢，頭頸部にかけて広い面でサポートすることがポイントとなる。また，骨盤が後傾するため，下肢は屈曲位で下腿全面をサポートすることで，姿勢の安定性が向上する。

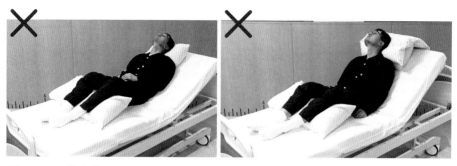

図72　円背患者へのケアで見られる不良サポートの例

・（左）脊柱が後彎しているため，肩甲帯から後頸部にかけて隙間ができ，頸部が伸展し，誤嚥しやすい姿勢となる。また，上肢が不安定となり，頸部周囲の緊張が高まり，呼吸機能の低下につながる。
・（右）頭側角度を上げると，脊柱の後彎部分が圧迫され，痛みの出現，皮膚障害などのリスク，それに伴い頸部伸展，頸部だけでなく全身の筋緊張が亢進する。

坐骨下あたりから，下肢全体にクッションなどを用いて屈曲位でサポートする。大腿後面で体重を受けるようにすると安定性が向上する

手の位置が下がらないようにクッションでサポートする

掛布団（大き目のクッションなど）と枕で，背中から頭頸部全体にかけてサポートし，頸部前屈位に調整する

肩の位置が平行になるように上肢を調整する

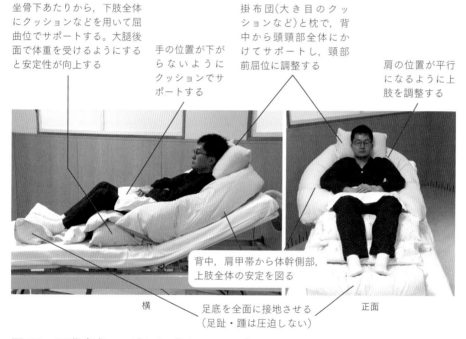

背中，肩甲帯から体幹側部，上肢全体の安定を図る

横

足底を全面に接地させる（足趾・踵は圧迫しない）

正面

図73　円背患者への適切なポジショニングケア

・身体とベッドの隙間をうめ，姿勢の安定性向上を図り，安楽で飲み込みやすい姿勢に調整する。

● **ポイント① 体幹の安定**

・円背がある場合，脊柱が後彎し，骨突出部が局所的な圧を受けやすい状況になる。そのため，ベッドとの接地面積が小さく不安定になりやすい。体幹両側のベッドと身体の隙間をうめるようにサポートし安定を図る。

✸ ポイント② 下肢の安定

・円背により骨盤が後傾し，股関節・膝関節が屈曲位となるため，ベッドと大腿・下腿の隙間が過剰になる。下肢全体を形状に合わせてベッドとの隙間をうめるようにサポートし安定を図る。特に，坐骨下から大腿後面をしっかりとサポートすることにより，安定性の向上を図る。

✸ ポイント③ 足底の安定

・骨盤後傾，股関節・膝関節屈曲拘縮により，踵に圧迫が加わりやすく，褥瘡や痛みの原因になるだけでなく，さらなる股関節・膝関節の屈曲や拘縮を招く。踵と足趾の除圧を行い，足底全面が接地できるように足底の安定を図る。

✸ ポイント④ リクライニング角度の挙上

・ベッド挙上で上体を起こすと，背中の突起した部分の圧が高くなり，苦痛，筋の過緊張を招く。高機能マットレスの背上げ機能ややや大きいクッション，掛布団を使用して骨突出部への圧の軽減を図る。
・目的のリクライニング位は，ベッド角度ではなく，頸部の角度が顎から胸骨まで握りこぶし1個分になるように調整する。

✸ ポイント⑤ 頭頸部の姿勢

・脊柱の後彎に合わせるように，肩甲骨下から頭頸部にかけて，やや大きいクッション，掛布団を使用して隙間をうめるように安定を図る。
・頸部が過度に前屈している場合は，目線が斜め下45度になる程度のリクライニング位とする（リクライニング位を低くしすぎると，頸部伸展位となるため，注意が必要である）。
・後頸部の筋短縮，筋緊張が高い場合は，無理に頸部前屈位にすると頸部周囲筋の過緊張，苦痛が生じるため，可能な範囲での前屈位に調整する。
・頭頸部の安定がよく，耐久性があり，リクライニング位45度以上に挙上する場合は，下部胸郭から腰部にかけて支えるように支持する。

✸ ポイント⑥ 上肢の安定

・肩甲帯から上肢全体とベッドの間をうめるようにサポートし，クッションやテーブルに両肘を乗せる。
・肘の高さは，肘をついた状態でスムーズな捕食が可能になる程度にテーブルやクッションで調整する。円背時は，やや高め（肩が上がらない程度）に調整すると，体幹のサポートが得られ姿勢の安定につながる。肘の位置が低すぎると，体幹が過度に前屈位となるため，捕食動作だけでなく頸部周囲筋の過緊張とな

り，嚥下運動が阻害される。

・肘の位置は，体幹前面から握りこぶし1個分ほどやや前方にする。

四肢麻痺がある場合の食事姿勢

　脳卒中や脳腫瘍，神経筋疾患などにより麻痺は起こり，筋肉の緊張が失われた弛緩性麻痺，筋肉の緊張が亢進した痙性麻痺がある。疾患や障害の部位によって，運動麻痺だけでなく感覚麻痺を伴う場合もあり，不良姿勢の原因になる。また，左右非対称の麻痺や拘縮がみられることがあり，それぞれの麻痺の状態に加え，嚥下障害や高次脳機能障害などの合併症を含めた姿勢の調整が必要となる。

四肢麻痺がある場合のベッド上ポジショニングの実際（図74，75）

⬡ ポイント① ベッド上の寝る位置の調整

・身体が斜めになっていると，姿勢が崩れる原因になるため，ベッドの左右中央にまっすぐになるように調整する。

・体幹が傾斜している場合，頭部がまっすぐになるように体幹，骨盤を調整する。

⬡ ポイント② 体幹の安定

・麻痺側に倒れやすいため，特に麻痺側はベッドとの間の隙間が過剰に空かないように上肢全体をクッションなどで支持する。

⬡ ポイント③ 下肢の安定

・下肢の痙性麻痺や拘縮がある場合は，無理に下肢姿勢を修正せず，麻痺や拘縮の変形に合わせてベッドとの隙間をうめる。

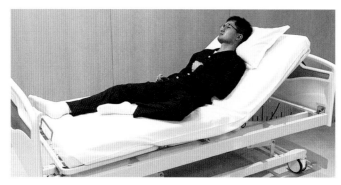

図74　四肢麻痺患者へのケアで見られる不良サポートの例
　・四肢麻痺により姿勢が不安定となり，苦痛，嚥下困難が悪化する。

枕とバスタオルなど
を使用し，頸部前
屈位に調整する。
両側を高くし，乳様
突起をサポートする
と安定性が向上する

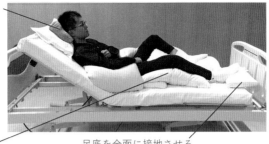

坐骨下あたりから，
下肢全体をクッショ
ンで屈曲位にサポー
トする

足底を全面に接地させる
（足趾・踵は圧迫しない）

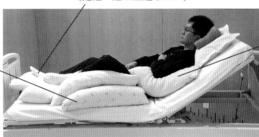

上肢全体をクッショ
ンでサポートする。
麻痺・拘縮側は，
可動域を確認し，
苦痛のない位置で
調整する

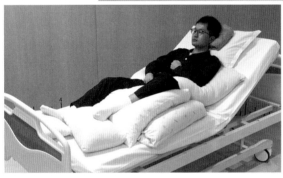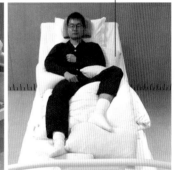

図 75　四肢麻痺患者への適切なポジショニングケア
・四肢麻痺，拘縮がある場合，左右それぞれの側でベッドと身体の隙間をうめるようにサポートすること
　で，姿勢の安定性を図ることができる。

・ 下肢姿勢に左右差がある場合は，坐骨から大腿後面の隙間をうめるように左右
　それぞれでサポートを行う。

⬤ ポイント④ 足底の安定
・ 下肢姿勢に左右差がある場合は，左右それぞれの側で足底全面をサポートする。

⬤ ポイント⑤ リクライニング位の挙上
・ 一側下肢に伸展拘縮がみられる場合は，上体を挙上することで下方に滑りやす
　くなることがある。
・ リクライニング位を高くすると，麻痺側へ傾く場合が多い。体幹・上肢をサ
　ポートしたうえで姿勢安定性や耐久性，関節可動域，摂食嚥下機能などを含め

てリクライニング位を決定する。

・まず下肢を 20〜25 度まで挙上し，背上げから下肢下げまでを少しずつ行い，ベッド上での身体の位置がずれないように目的角度を調整する。

・最後に下肢を下げて終わることで，下肢後面の除圧となり，苦痛が軽減される。

✹ ポイント⑥ 上肢の安定を図る

・必ず麻痺側も安定を図る。

・痙性麻痺や拘縮により可動域制限がある場合は，痛みがない範囲で，上肢をへそと腋窩の中間の高さに調整する。

・上肢にしびれなどの感覚障害がある場合，痛みや不快などの原因となるため注意が必要である。また，痛みが自覚できず関節に負担がかかることが多いため，注意が必要である。

✹ ポイント⑦ 頭頸部姿勢

・枕やバスタオルを使い，オトガイから胸骨までの間が握りこぶし 1 個分になるように調整する。

・脳卒中や脳腫瘍による麻痺がある場合，空間認知の障害を併発することがある。その場合，認知側に頸部が回旋し頸部伸展位となるため，パーテーションや壁を使い，認知側の空間を遮断するとともに，頭頸部が認知側に回旋しないようにバスタオルなどを使って調整する。

・肩から後頸部に過剰な隙間が空いている場合は，隙間をうめるように肩からサポートする。

耐久性低下がある場合の食事姿勢

　耐久性低下により，姿勢の崩れ，摂食嚥下機能の低下に加え，呼吸や循環などへの過負荷が生じ，全身に影響を及ぼす。安全に食べるためには，耐久性に合わせた食事姿勢を検討することが必要である。合わせて，リハビリテーション，食事時間以外での ADL 改善に向けたケア，栄養ケアなど，耐久性改善に向けたケアを並行して行うことも求められる。

・食事前準備・食事中・食後の安静をとおして安定した姿勢の保持が可能で，疲労による嚥下機能の低下を起こさないリクライニング位を選定する。

・耐久性が低い場合は，食事前は低いリクライニング位で準備し，食後もリクライニング位 30 度程度で調整する。

・不良姿勢は，筋の過緊張による疲労の増大につながるため，安定した安楽な姿勢になるように調整する。

- 食事中のリクライニング位の変更は誤嚥リスクになるため，途中で変更しないようにリクライニング位を設定しておく。
- 耐久性や姿勢安定性，摂食嚥下機能などに合わせて，段階的にリクライニング位のアップ→ティルト・リクライニング車いす→標準型車いす→椅子へとステップアップを図る。
- 食物形態のステップアップ，セルフケア拡大などを行った場合，食事中の疲労が増大する可能性があるため，食事時間も含めて観察する。
- 離床やリハビリテーションを食事前に行わないようにスケジュールを管理する。

リスク管理

- 自動体位変換機能がある高機能エアマットレスを使用している場合は，姿勢が崩れやすくなるため自動体位変換機能から背上げモードに切り替えるほうがよい（マットの使用方法について確認しておく）。
- マットレスが下方にずれている場合，ベッド可動軸に関節を合わせてもずれが生じるため，足もとにストッパーを設置し，マットのずれを予防する。
- 背上げ後，底付きがないか確認する。
- リクライニング座位時間の延長による褥瘡リスクを念頭に置く。
- クッションなどを使って姿勢の安定を図る場合，過剰にサポートすると動きが抑制されるため，必要最低限のサポートを心がける。
- 時間の経過や捕食動作による姿勢の崩れに注意する。

（竹市美加）

参考文献
- 迫田綾子（編）：図解ナース必携　誤嚥を防ぐポジショニングと食事ケア―食事のはじめからおわりまで．三輪書店，2013.
- 高本晃司：シーン＆症状別　実践編　円背高齢者．リハビリナース 11（6）：554-556，2018.
- 永井健太：シーン＆症状別　実践編　片麻痺．リハビリナース 11（6）：557-560，2018.
- 田中マキ子，ほか（編）：トータルケアをめざす褥瘡予防のためのポジショニング．照林社，2018.
- 田中マキ子（監）：ポジショニング学―体位管理の基礎と実践．中山書店，2013.

車いすのポジショニング（基本）
POTT スキル1～7の方法とポイント，根拠

　車いすで食事を取るケースには，病気になった後や受傷後にベッド上で食事を開始し，状態の回復とともにADLの拡大や自立に向けて車いすでの食事に移行していく場合と，機能障害をかかえたり，高齢化により歩行が困難または不能となり，機能およびQOLの維持のために行われる場合がある。

　車いす上での食事では，介助を受けながら，または自力で食べる場合であっても適切な姿勢を取ることが重要であり，そのためには，車いすの構造や姿勢調整の知識・技術が必要となる。対象者の状態（全身状態，機能障害等）によって使用する車いすの種類は異なり，通常，座位保持が可能な場合は標準型車いすを，座位や頭部の保持が困難な場合は姿勢変換型車いす（リクライニング型，ティルト・リクライニング型）を使用する。POTTプログラムの車いすのポジショニング（基本）では，標準型車いすを使用し，応用編（94頁）では，調整型車いすや姿勢変換型車いすを使用する[★]。

　車いすのポジショニングを始める際，姿勢や頭頸部の保持能力の評価を行う（21頁）。また，車いすの座位姿勢は，坐骨や尾骨等に体重がかかり，圧迫や摩擦，ずれ（外力）が生じやすくなるので，褥瘡予防対策（座位褥瘡）が必要となる。すでに褥瘡がある場合は，長時間の座位を避ける。食事以外の座位活動時間が多い場合は，疲労を招き，移乗時の座らせかたによっては不良姿勢や姿勢の崩れを招くので注意する。

　本項目では，POTTプログラムの車いすのポジショニング（基本）のスキルの具体的な方法とポイント，根拠について述べる（**表8**，また，73～92頁）。

- スキルチェック表の使用方法は第1章を参照（7頁）
- 準備物品：標準型車いす，車いすクッション，バスタオル，サポートクッション，角度計，メジャー，物差し，車いすテーブル，食器や食具，エプロン
- 準備のポイント：車いすの種類と構造，寸法，タイヤの空気圧，車いすクッション，姿勢調整のためのタオル類やクッション等の状態を確認しておく。車

[★]　標準型車いすは，欧米では備品用，汎用タイプなどといわれており，不特定多数の人が使う施設や場所で使用される場合が多い。調整機能（足台の高さのみが調整可能）が無く，身長が168cm程度の人の寸法に合わせて製作されている。食事姿勢の調整が必要な人に対しては，調整機能や移乗機能を有する車いすを使って対象者に合わせられるほうがよい。しかし，医療機関や介護施設では，標準型車いすが備品用として配置されている場合が多く，現況では標準型車いすでポジショニングを行う必要性があると考える。
　　車いす上での姿勢保持，姿勢調整は「シーティング」と言うが，多職種間で共通認識を持ちやすいように本書では同義として「ポジショニング」という語を用いている。

表 8 POTT 車いす基本スキル

① 座面・背面シートのたわみを補正する
② 移乗の声かけ，身体と車いすを適合させる
③ 足底を接地させる
④ 視線は正面，頭部は軽度屈曲（4 横指）
⑤ 全体を観察し，左右対称的な姿勢をとる
⑥ テーブルを配置，両上肢を乗せる
⑦ 食事中・後のポジショニング

いすクッションを用いる際，褥瘡リスクがある場合は，褥瘡予防用クッション（厚み5cm以上）の使用が望ましい。褥瘡リスクが低い，またはない場合は，ある程度の硬さがあるとよい。硬すぎたり軟らか過ぎたりすると，不良姿勢や痛み，褥瘡発生の原因となるため，クッションのへたりの有無，軟らかさを確認しておく。

・新型コロナウイルス感染症流行期における留意点は**表9**にまとめた(93頁)。

動画

スキル 1 座面・背面シートのたわみを補正する

① 座面シートのたわみや座面角度を確認する
（事前に車いすの種類を確認しておく）

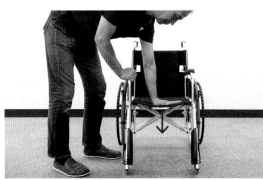

図 76

手順
・座面シートの前方（大腿部）や後方（坐骨部）を手で押しながら，たわみを確認する

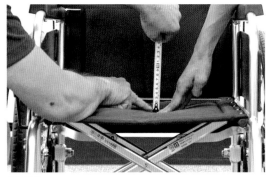

図77

- たわみの程度を測る場合は，物差しや巻尺等を使って計測する[1]

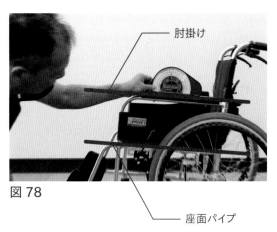

肘掛け

座面パイプ

図78

- 座面角度の確認：車いすを側方から観察し，座面パイプの角度を観察する。角度計を用いて計測するとよい
- 座面角度を計測する際，座面パイプと肘掛けが平行の場合は肘掛けの角度を計測するとよい。平行でない場合は座面パイプで測定する
- 標準型車いすの座面角度は，4～6度後傾している。介助用車いすは4度より大きいものが多い

ポイント・根拠

- 座面シートのたわみの程度や座面角度を把握することにより，安定した快適な座位姿勢の土台をつくることができる
- 角度計については，ホームセンター等でも手に入る。また，スマートフォンのアプリでも，角度や水平が計測できるものがある
- 上半身の体重（80％以上）が坐骨部への負荷となり，また，車いすが折りたたみ式ということもあり，座面シートの坐骨が乗っている部分にたわみが生じやすい（ハンモックシート，スリングシートといわれている）（図79，80）
- 図81の①：坐骨部の座面シートがたわんでいると，骨盤は後傾しやすい。一般に，標準型車いすの座面角度は，4～6度程度後傾しており（図78）座面の後傾が大きいと，骨盤はより後傾しやすく，前滑りしやすい。また，体幹も後傾し（背もたれ方向に傾く），身体を前方に動かしにくく，顎が突き出た姿勢になり，食物認知や捕食動作がしづらくなる
- 図81の②：①の姿勢と比べると，車いすクッション（厚み5cm）があるため，大腿部は水平に近くなり，姿勢は少し改善した。しかし上半身は全体的に軽度屈曲位姿勢（脊柱軽度後彎，骨盤後傾）で，顎が少し突き出ている。まだ前滑り姿勢の

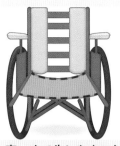

図 79　車いすで生じやすいたわみ

折りたたみ車いすは経年使用で座面シートにたわみが生じやすい。通常，たわみは坐骨部に多く生じ，5cm 程度の場合が多い

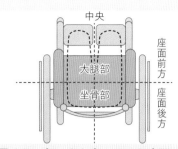

図 80　車いす上方からみた座面

中央

座面前方

座面後方

大腿部

坐骨部

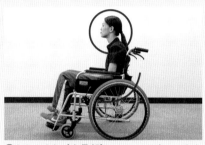

①たわみあり（坐骨部），クッションなし，たわみ補正なし

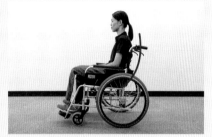

②車いす用クッション（厚み 5cm）あり，たわみ補正なし

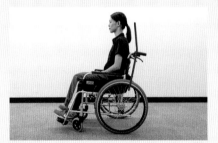

③車いす用クッション（厚み 5cm）あり，たわみ補正あり

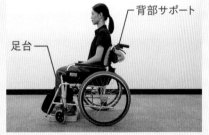

④車いす用クッションあり，たわみ補正あり，背部補正あり

背部サポート

足台

図 81　たわみ，補正などによる姿勢の違い（標準型車いす，座面角度 4 度）

　傾向が見られる

・図 81 の③：②の姿勢に比べると，たわみを補正している分，骨盤が起き（前傾位，後傾改善），全体的に伸展位（脊柱伸展）になり，顎の突き出しもなく，頸部軽度屈曲位の姿勢になっている。前滑り姿勢は改善している

・図 81 の④：さらによりよい食事姿勢を整えるためには，たわみ補正を加えた姿勢から，食事が見えやすく，捕食もしやすくするために，少し前に体幹をもってきやすいように足台を利用したり，背部にサポートを行う

・座面にたわみがあり，座面角度が後傾していると，骨盤後傾・脊柱後彎し，前滑りしやすい姿勢になることを念頭に置く

② 座面シートのたわみをバスタオル，シート等で補正する

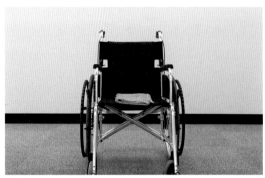

図82

 手順
- 主に坐骨部のたわみをバスタオル等で補正する。坐骨部のたわみ具合を確認し，座面シートが水平になるように補正する

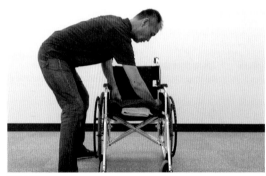

図83

- 前滑り防止のためには座面中央（大腿部中央前方）に，左右の骨盤の安定のためには座面後方の両側にサポートを加える

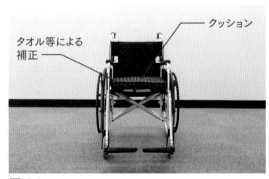

図84

- たわみを補正する場合，車いすクッションを使用するほうがよい。たわみを補正してからクッションを設置する

- 座面シートのたわみ補正により，骨盤が後傾や傾斜，回旋位になりにくくなり，よい骨盤ポジションを保てる。それにより，上半身や下肢が安定し，不良座位姿勢の予防につながる
- 座面シートのたわみ具合によっては，バスタオルではなく，フェイスタオルを使用することもある
- 前滑りの防止では，大腿部中央前方（座面前方中央）をサポートするが，サポートの幅や高さが大きすぎると，足が持ち上がったり（股関節屈曲，骨盤後傾），股が開きやすくなる（股関節外転）ので注意する
- 左右の骨盤を安定させるためには，座面後方の両側をサポートする（大転子）（図85）。サポートを大きく，高くしすぎると，大転子に圧迫や痛みが生じ，褥瘡発生につながるので注意する。また，左右のサポートの高さが異なると，姿勢が傾いたり，捻れたり，側彎につながるので注意する
- 通常，座面シートのたわみは，坐骨部（後方）が大きくたわむが，車いすの種類や経年使用等により，大腿部（前方）のたわみが大きいこともある。大腿部のたわみが大きいと，身体が前滑りしやすい。大腿部のたわみが大きい場合は，大腿部の前方（座面前方中央）に補正を追加する（図86）
- 座面シートのたわみを補正する際は，車いすクッション（褥瘡予防用）を用いるほうがよい（図87）。たわみ補正に用いるタオルやベース等は，必ずクッションの下に設置する

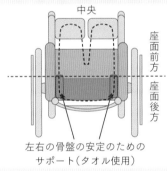

図85　左右の骨盤の安定のためのサポート

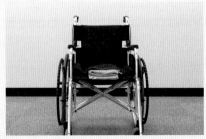

図86　大腿部の前方（座面前方中央）に補正を追加

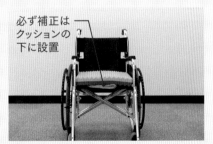

図87　車いすクッション（褥瘡予防用）を用いる補正

- 一般に，褥瘡予防用クッションは5cm程度の厚みが必要とされている。クッションの素材には，ウレタン，エアー，ジェル等の種類がある。種類や形状，厚み等を考慮して利用する。なお，褥瘡予防用クッションを用いた場合は，クッションの厚みの分，支持面の高さ（足台，座面，肘掛け，背もたれ）が変化するので注意する
- 再現性の向上や安定した座面のたわみの補正には，座面ベースを使用するほうがよい（図88）［★］
- 患者がタオルのことを気になり動かしてしまう場合などは，タオルやベースをクッションの中に入れるとよい（図89）。ただし，補正していることがわかるように目印をつけたり，クッションの向きをまちがえないように情報を共有しておく

> タオルやベースをクッションカバーの中に設置するほうがよい場合がある。補正場所，クッションの向きをまちがえないようにする

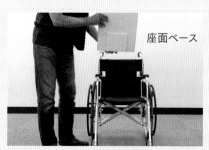

図88　座面ベースを使用した補正

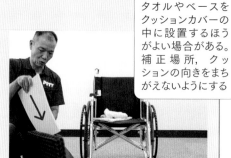

図89　タオルやベースをクッションの中に入れる工夫

［★］座面ベースは，市販の商品から筆者考案の手づくりの物まである。素材は，木製や高質ウレタン製などがある。座面ベースを利用するのは，補正の再現性が高く，安定した座面状況を提供できるからである。タオル（バスタオルやフェイスタオル）でたわみを補正する場合は，たわみの影響を評価・確認するためには扱いやすい反面，長期間にわたり使用すると，へたりやよれ，位置のずれが生じたりするので，再現性は低く，ひいては不良姿勢につながる可能性があり，注意が必要である。なお，座面ベースを用いる場合は，市販の物の場合は事業者や製造会社に使い方を十分に確認する。座面ベースを座面の両側にあるパイプに載せて設置すると，車いすクッションの使用時と同様に，座面の高さが高くなり，背もたれや肘掛け，足台の高さが変わってしまい，転落や不良姿勢，姿勢の崩れを招くため注意が必要である。

スキル2 　移乗の声かけ，身体と車いすを適合させる

1 声かけをし，車いすへの移乗を行う。
座面の最奥，中央（正中，座面中央）に座る

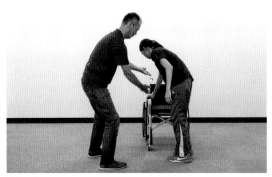

図90

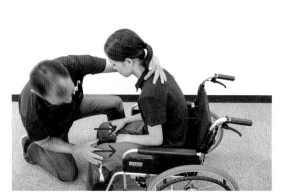

図91

手順

- ベッドの高さ，車いすの高さを確認し，移乗しやすい設定にする
- ベッドから車いすに移乗するために声かけを行う
- 移乗する際，座面シートの奥（臀部が背もたれに接触している程度），中央に着座するように伝える
- 自力で奥まで座れない時は，介助して臀部を奥まで移動させる

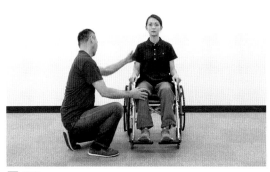

図92

- 移乗後，座面の奥まで臀部が達しているか側面から確認し，座位の位置が座面中央か確認する

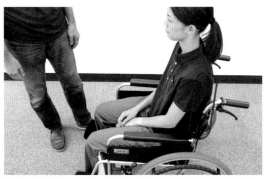

・座面の奥まで座っているか
は，必ず側面から確認する
・臀部（骨盤）がシートの奥まで
達しているか，また背部が背
もたれシートと接しているか
（支えられているか）を確認する

図93

・車いすへの移乗の仕方，移乗後の座る位置が不良姿勢や疲労を招くため注意す
る。ベッドの高さの調整など移乗しやすい環境に設定すると，安心感や安全性が
得られ，患者，介助者両方の心身の負担軽減になる
・介助手すりや肘掛け，足台を取り外せる車いすの利用が望ましい
・対象者の状態によっては，移乗ボードや介助リフト等の移乗用具も利用する
・事前に座面奥行きの長さを確認しておき，奥行きが長い場合はクッション等で調
整するとよい
・座面の中心線をテープで示す等，座面中央がわかるように工夫しておくとよい
・座面中央，奥に座ることでよい座位姿勢が保たれる。浅い座りは背もたれに寄り
かかることになって支持が不十分となり，骨盤や体幹が後方に傾きやすく，滑り座
りになりやすい（図94）
・座る位置が左右どちらかに偏ると，対称的な姿勢を取りづらく，傾いた姿勢になり
やすい（図95）。痛みや不快感，褥瘡発生につながるので注意する

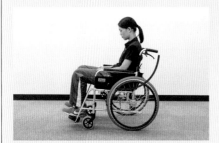

図94　骨盤や体幹が後方に傾い
た滑り座り

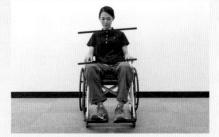

図95　座る位置が左右どちらかに
寄りすぎて傾いた姿勢

② 座面と大腿部の接触状況を確認し，大腿部をしっかりと支持する。
圧抜きを行う

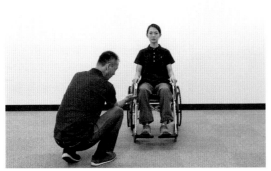

図 96

手順

- 視診や触診で，座面（シートやクッション）と大腿部の接触状況を前方および側面から確認する。接触が不十分な場合，大腿部支持が不十分となり，前滑りや姿勢が崩れる可能性が生じる

床面に対し水平に近くなるように

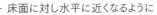
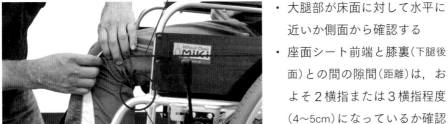

図 97

2〜3横指程度の間

- 大腿部が床面に対して水平に近いか側面から確認する
- 座面シート前端と膝裏（下腿後面）との間の隙間（距離）は，およそ2横指または3横指程度（4〜5cm）になっているか確認する

図 98

- 臀部や大腿部，背部の圧迫やずれ，着衣の圧迫やずれが生じていることが多いので，背もたれから背部を前に動かす（図98），足を少し持ち上げる（図99）など，圧抜きを行う

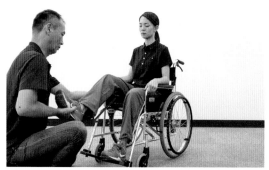

・足を少し持ち上げ，手で着衣
の圧迫やずれを解消する
・ただし，足を持ち上げすぎな
いようにする。足を持ち上げ
すぎると骨盤が引っぱられ，
姿勢が崩れる（前滑り）ので注
意する

図99

・大腿部を十分に支持することで，座圧の分散効果が得られ，座位姿勢の安定や
安全性，快適性の向上につながる（図100）
・座面シートやクッションが大腿部と十分に接触（支持）していないと，骨盤が後方
に傾き，前滑りしやすい。また，坐骨や尾骨，背部に圧迫やずれが生じ，不快や
痛み，緊張の増加，褥瘡発生の原因になる

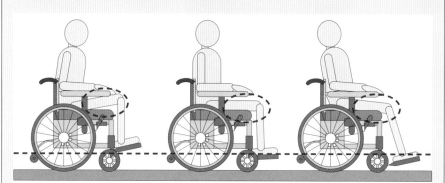

・大腿部とクッションとの間に
隙間あり
・大腿部の支持不良
・足台が高い
・姿勢は前かがみ傾向

・大腿部とクッションとの間に
隙間がない
・大腿部の支持良好
・足台は丁度良い高さ
・姿勢は良好で安定

・大腿部とクッションとの間に
隙間はない
・大腿部の支持不良
・足台が低い
・姿勢は前滑り傾向

図100　大腿部の支持状況による違い

③ 体幹を安定させるための支持を行う

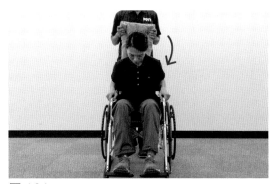

図 101

手順

・ 背もたれシートにバスタオル（端巻きタオル）やクッション等でサポートを行う

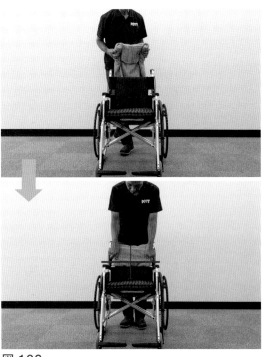

図 102

・ 左右の体側（腸骨～下部胸郭）をサポートする。背もたれの半分程度の高さにタオルの下端が位置するように設置する

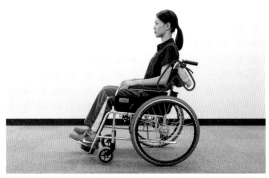

図 103

- 座位姿勢を安定させるためには，体幹の安定が必要不可欠である。体幹を両側から支持することで，体幹左右，さらに姿勢全体の安定性が向上し，頭頸部，上肢を動かしやすくなり，食事が取りやすくなる
- 体幹の左右の安定性が得られていないと，傾いた姿勢，頭頸部位置不良となり，捕食や取り込みに支障をきたす。流涎や食べこぼし，誤嚥，疲労を招く
- 背部をサポートするクッションには市販の物があり，形状や素材も色々である。対象者に応じた物を選択して使用することが望ましい
- 端巻きタオルの作り方はさまざまあるが，一例を示す（図104）

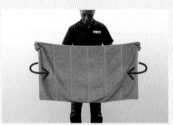

① バスタオルを広げ，2つ折りにする

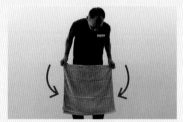

② 1/3程度を折る

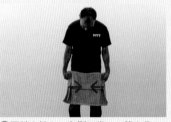

③ 両端を持ち，内側に巻いて筒を作る

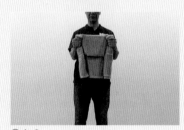

④ 完成

図104　背もたれ用端巻きタオルの作成例 動画

 動画

スキル3　足底を接地させる

1　足底を床や足台に接地させる（足底接地）

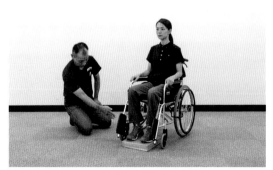

図105

手順

- 膝の角度は90度程度，大腿部は水平で，足底が足台や床にしっかりと接地しているか，側面から確認する
- 靴の履き具合，床や足台の滑りやすさも確認する
- 滑り止めシートを活用するとよい

② 膝・足関節を原則90度とし，踵を少し引く

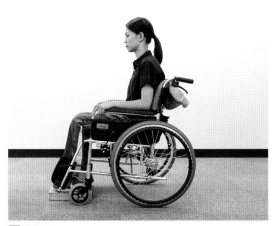

図106

・ 座位姿勢を側面から観察し，膝関節90度屈曲，足関節90度（背屈・底屈0度）になっているかを確認する
・ 大腿部の接触状況を確認し，大腿部がなるべく地面や床に対して水平かを必ず側方から確認する
・ 足底が床や足台に十分に接地しているかを確認する

ポイント・根拠

・ 膝関節の過度な屈曲や膝の伸展位，足関節の過度な背屈や底屈位では，床面や足台，座面シートとの接触が不十分となり，安定した座位姿勢をとりにくくなる
・ 膝関節・足関節90度とし踵をやや引くと，身体は前傾しやすくなり，食物認知，捕食を行いやすい。足を引きすぎる（膝関節屈曲）と，姿勢が前に崩れやすく，逆に足を前に出し過ぎると，姿勢が後ろに傾きやすくなるので注意する
・ 車いすの足台（レッグサポートやフットサポート）は角度があり，膝関節90度，足関節背屈0度になりづらい（図107）。そのため，車いすの足台は使用せず，足底接地しやすい足台を利用する
・ 足底接地をしっかりと行うことで，座位姿勢が安定する。食べ物の取り込みや手の動き，身体を動かす際の姿勢の安定にもつながる

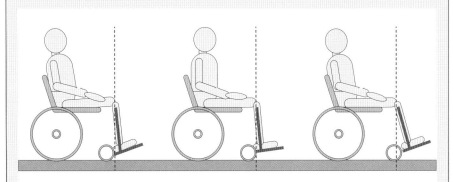

フットサポートの角度が大きい。体幹は後方へ傾きやすい

レッグサポートやフットサポートは膝関節90度，足関節90度（背屈，底屈0度）に近い安定した姿勢

レッグサポートの角度が大きい。体幹は後方へ傾きやすい

図107　レッグサポートとフットサポート角度による姿勢への影響

動画

❶　上肢を動かしやすい位置に調整する。
両腕（肘）の高さを調整する（クッション等で支持）

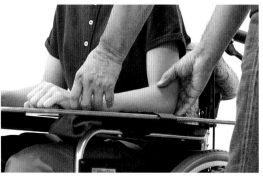

図 108

手順

- ポジショニングでは，前腕か
ら肘をサポートする
- 肘の高さ（テーブルの高さ）は肘
関節90度屈曲位を基本とし，
側面から観察する。両方の前
腕から肘をテーブル等でしっ
かりと支持する

ポイント・根拠

- 両肘の高さ（肩の高さ）を揃えると体幹（上部体幹）が安定し，安定した座位姿勢
を保てる（図109）
- 肘の高さが低すぎると前かがみ姿勢になりやすく顔を上げにくい（図110）
- 肘の高さが高すぎると肩が持ち上がり，両肩や頸部に力が入りやすくなる（図111）

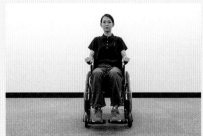

図 109　両肘の高さが適切で安定
した姿勢

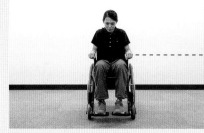

図 110　肘の高さが低すぎる姿勢

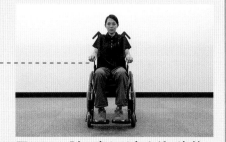

図 111　肘の高さが高すぎる姿勢

- 左右の肘の高さが異なれば，肩の高さに違いが生じ，傾いた姿勢になる（図112）

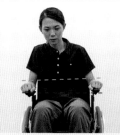

図112　左右の肘の高さが異なり傾いた姿勢

- 前腕や肘を支持する時，流動性の高いクッションを用いると姿勢が不安定になるので，保持力のある素材を選択するとよい
- 前腕や肘を支持する際，食事の時はテーブルを活用するが，上半身の安定のために食事以外の時も前腕や肘をサポートするほうがよい
- 前腕から肘の支持がないと，腕の重みが肩や頸部に加わり，腕を動かすことによる姿勢保持のためのバランスが必要となり，上半身に余計な力が入りやすくなる（図113）
- 前腕から肘の支持があると，腕の重みが肩や頸部に加わることがなく，上半身に余計な力が入らなくなる（図114）

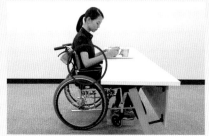

図113　前腕から肘への支持がない状態

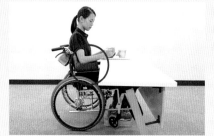

図114　前腕から肘への支持がある状態

② 両肩の高さを揃え，頭頸部は正面を向き，
軽度屈曲し，対称的な姿勢にする。
左右肩の高さを揃える（前方から見て肩の高さを確認）

手順

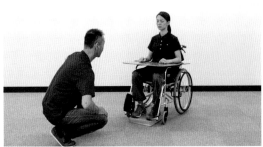

図115

・肘の高さの調整後，正面・後
方から両肩の高さの違い，肩
の前後の位置を確認する

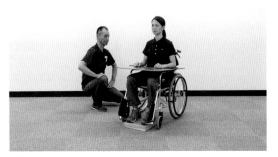

図116

・側面から頭頸部，体幹の位置
も確認する
・肩の高さ以外に肩や頸部の緊
張も確認する。なお，緊張の
度合は視診や触診で確認する

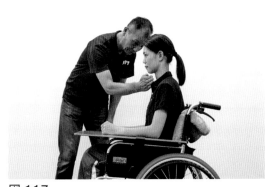

図117

・頭頸部の位置を正面および側
面から確認する。頸部が軽度
屈曲位となっているか，顎と
胸骨の間隔が4横指程度とれ
ているか確認する。視線，顎
や耳，肩の位置も確認する
・舌の動き（突出，左右，上下）や
嚥下状態を確認する
・頸部の動き（頷き，屈曲，回旋
等）を確認する。特に屈曲の
動きができるかを確認する
・視線は正面および側面から確
認する

- 肩の高さを揃えると，上部体幹（胸郭）の傾きが補正され，姿勢が左右対称になる。肩の高さが異なると，左右非対称の姿勢になり，肩や頸部周囲の筋緊張を高め，嚥下や頸部の動きに支障をきたすので注意する
- 肘の高さは，肩甲骨の位置（ポジション）に影響するため，上部体幹の姿勢アライメントや捕食動作，飲み込みや咀嚼に影響する
- 頭頸部位置を正面，軽度前屈にすることで食べ物を認知しやすくなる
- 軽度前屈位は，食べ物の取り込み，咀嚼，送り込みを行いやすい
- 頭頸部の姿勢不良は，食べ物を認知しづらく，食べこぼしや流涎や残渣，誤嚥の要因になる
- 頸部を動かしやすくすることで，食べ物の認識や食具の操作がしやすい。首を動かしづらいと，視線も動かしづらくなる
- 頸部の動きで重要なのは，送り込みに必要な屈曲である
- テーブルの高さや食物配置によって視線や頸部の動きに支障をきたすため，確認が必要である。テーブルが高いと視線は上がり，頸部伸展位になる，低いと視線は下がり，前かがみ姿勢になりやすいので注意する

動画

スキル5 **全体を観察し，左右対称的な姿勢をとる**

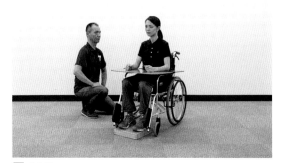

図118

動画

スキル6 テーブルを配置，両上肢を乗せる

1 食事を見えやすく，手が届く位置に配置する

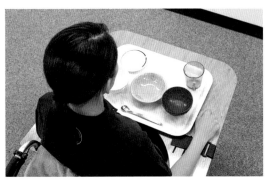

手順

- 後方から対象者の目線で食べ物を見やすいかどうか配置を確認する
- 対象者と食べ物の距離を確認する。テーブルと車いすの高さや距離,位置関係も確認する

図 119

ポイント・根拠

- 通常，車いすでの食事には，車いす用テーブルを使用するとよいが，対象者によっては高さ調整式のものがよい
- 食べ物を見やすい位置に配置することにより，食欲が湧き，匂いがわかりやすく，食べる意欲の向上につながる
- 対象者と食べ物の間を適切な距離にすることで，捕食しやすく，食べることに集中しやすい
- 食事が見えにくく認知しづらいと食欲低下につながる。食べ物との距離があると，食べ物の取り込みや嚥下，捕食がしにくい。テーブルが低い，または遠い場合は，頸部伸展位や体幹前傾位となり，食べこぼしや誤嚥，流涎や姿勢の崩れを招く（図120）

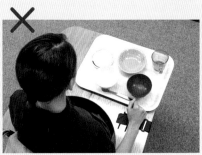

図 120　食器の位置が不適切

スキル7 食事中・後のポジショニング

1 姿勢変化に気を配る（姿勢の崩れは修正する）

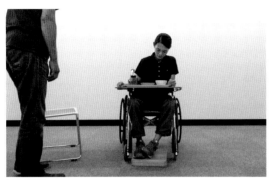

図121

手順

- 食事中に姿勢が変化したら，適時圧抜きを行ったり，姿勢を修正する

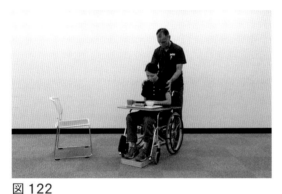

図122

- 全身状態の確認を怠らないようにする。状態に応じて休息を入れたり，食事を中断，中止する

ポイント・根拠

- 姿勢や状態の変化に気づくことで，姿勢の崩れや不快感，痛みの発生，集中力の低下，疲労を避けることができる。覚醒不良や疲労，呼吸促迫や切迫状態，痛み増強，集中力低下，姿勢の崩れの悪化，注意散漫な状態などが生じた場合は，食事の中断，中止とする
- 姿勢が崩れたら，対象者に声かけし，自分で修正できる場合は誘導し，自分で修正できない場合は，介助で圧抜きや姿勢修正を行う

② 食事の座位保持時間は 1 時間程度とする（疲労を考慮する）

手順

- 食事の経過時間を確認する
- 自力摂取可能な時間，食事介助に要した時間を把握する
- 疲労や呼吸切迫，覚醒状態，反応低下が見られる時間を把握する
- 食事時間は 30 分程度とする

ポイント・根拠

- 食事時間を把握することにより，座位耐久性疲労や食事量，介助に必要な時間を把握，共有できる
- 疲労や状態の変化がある場合は，適時ベッドで休息するか，または安楽姿勢を取るようにする。食事直後の臥床は食べ物の逆流や嘔吐などにつながるため，食事直後は臥床せず，ある程度の時間，座位を保つ。ベッドでは，ある程度背上げ座位（膝上げもする）で休むようにする
- 食事時間が長すぎると不良姿勢や覚醒不良，応答や反応の低下，呼吸切迫を生じ，誤嚥を招くおそれがある。また，食事以外の活動（離床やリハビリテーション）いかんによっては，食事の際に疲労や状態変化をきたす可能性があるため，1 日の活動スケジュールをしっかり把握し管理する

③ ねぎらいの言葉をかける

手順

- 食事の終了を伝え，ねぎらいの言葉をかけ，希望を聞くなどしてコミュニケーションを取る

ポイント・根拠

- 声かけは，食事の満足感となり食べるよろこびにつながる
- 患者と介助者の信頼関係を強化する。発語がない場合は，表情から推察する
- コミュニケーションを取れる患者の場合，食事が楽だった，きつかったなど，感想を聞き，状態・状況について評価する。Borg（ボルグ）指数などを活用し，食事中，食事後に患者に尋ねながら，食事の負担，快適性を判断するとよい

（北出貴則）

〔撮影協力：石井茉弥（東京福祉専門学校作業療法士科）〕

（撮影施設，協力：ラックヘルスケア株式会社）

引用文献

1）永吉恭子，他：車いす座面へのアプローチ：座面シートのたわみを補正し，快適で安定した座位姿勢を提供するコツ．福祉介護テクノプラス 10（4）：26-31, 2017.

表 9　新型コロナウイルス感染症（COVID-19）流行期における車いすのポジショニング基本スキル

- 窓を開け，換気と身体の保温など，環境を調整する
- 全身状態の観察は，接触・飛沫感染のリスクを考え，退避行動に心がける
- 標準予防策，手指衛生（手洗い，アルコール）
  ※厚生労働省，各学会指針，所属施設等の方針に沿う
- **患者準備**：車いす，バスタオル3枚（座面調整用2枚または座面シート・背部補正用1枚），カットアウトテーブル，足台1個，タオル1枚，手指消毒用剤，食事開始までマスクを着ける
- **車いす消毒**：消毒剤，ペーパータオル
- **介助者準備**：マスク，手袋（ディスポエプロン）
- 感染者・濃厚接触者介助は，フェイスシールド，ゴーグル，ガウン

ポジショニングの実際　接触・密着を最小限，短時間で実施，チームでトレーニング！

- 標準型車いすは移動用
- 適切なポジショニングを行い，誤嚥リスクを軽減させ，食事の自立支援を！

まず車いすの除菌を行う

- アームレスト，ブレーキレバー，座面シートなど手に触れる部位全てを消毒する
- 患者は，食前はマスク着用，手指については石鹸で手洗いを行うか，消毒用シートなどで拭く

〈ポジショニング手順〉

① **座面・背面シートのたわみを補正する**

- 車いすの種類，たわみ状況を確認する
- バスタオル（端巻きタオル）や座面ベース等でたわみを補正する

② **移乗の声かけ，身体と車いすを適合させる**

- 座面の正中で奥に座るよう調整する
- 大腿部と座面の接触状況を確認し，圧抜き，滑り防止を行う
- 背中に端巻きタオルを挿入し，体幹を支持する（骨盤の後傾予防）

③ **足底を接地させる**

- 床に足台を置き，足底を乗せる（嚥下力・咳嗽力強化）
- 股関節・膝関節・足関節90度にして踵を少し引く

④ **視線は正面，頭部は軽度屈曲とする（4横指）**

- 上肢がアームに設置できるよう調整する（バスタオル等を使う）
- 両肩の高さを揃え，軽度前傾姿勢を取る

⑤ **全体を観察し，左右対称的な姿勢をとる**

- 安楽でリラックスした姿勢にする
- 姿勢の崩れがあれば修正する

⑥ **テーブルを配置，両上肢を乗せる**

- 食事が見えて，手が届く位置に配膳する（食事に集中できる環境，会話は控える）
- 患者および介助者は，手指衛生，患者はマスクを外し，手指清拭をする
- セルフケアを促す（観察しながらセルフケア向上の工夫）
- 介助時は対面を避け，顔を近づけすぎず，逆手介助にならない位置とする
- 柄長スプーンを使用し，食べ物は原則舌正中に入れる

⑦ **食事中・後のポジショニング**

- 食事は30分程度とし，口腔ケアはセルフケアで，唾液など飛沫に注意する
- 終了後は手や顔を拭き，テーブル・車いす，食具は消毒する

（POTTプロジェクト・研究会：新型コロナウイルス（COVID-19）感染症流行期における車いすのポジショニング基本スキル．http://pott-program.jp/）

車いすのポジショニング（応用）
状態別の車いすポジショニング

　本項目では，食事ケアの対象である高齢者に多い円背者や片麻痺者，座位耐久性が低い場合の車いすポジショニングについて紹介する。

円背者の車いす姿勢

　円背者の座位姿勢，頭頸部ポジションの特徴を図123に示す。

円背（脊柱後彎）の要因

・脊柱後彎の原因は，脊椎に何らかの疾患（変形や圧迫骨折等）が生じることによる。
・下肢関節疾患（変形性関節症）および頸椎疾患（頸椎症等）。
・精神疾患や視覚障害，習慣的姿勢等の影響など。

円背者の食事姿勢における問題点

・円背者は，頸部後屈位や前屈位が多く，滑り座り（車いす，いすに座っていて，臀部が前方にずれている状態）や前かがみの姿勢になりやすい。
・円背者は，頭頸部を中間位に保持することが難しい。
・脊柱が後彎位のため，常に骨盤が後傾位である。

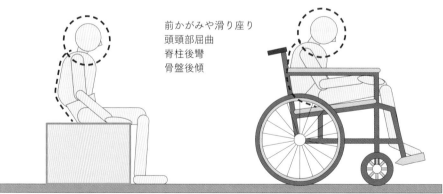

前かがみや滑り座り
頭頸部屈曲
脊柱後彎
骨盤後傾

端座位姿勢　　　　　　　　　　　　車いす座位姿勢

図123　円背者の座位姿勢
・円背者の座位姿勢は，骨盤や脊柱（体幹）の影響を受ける。
・特に頭頸部ポジションが問題となり，中間位の保持が困難である。

ポジショニングのポイント

①～④を行い，リラックスして顔が上げられる（頭部を起こして中間位に保つ）ようにする（図124，125）。

①背もたれに対する工夫や調整により上半身を起こす

円背者の背部形状は凸曲面である一方，車いすの背もたれのシートは平面的であり，十分な支持が得られにくい。背もたれシートを後傾できる機能や背張り調整が可能な車いすの利用が望ましい。また，骨盤サポート（バスタオルやクッション使用）により，体幹を安定させる工夫も可能である。

②テーブル等を活用する

テーブルの高さを通常より高く設定すると，上半身を起こしやすく，捕食や食

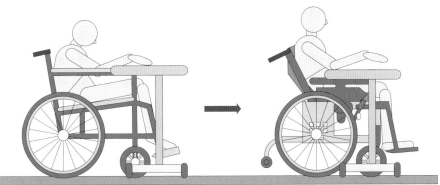

・不良姿勢：前かがみや滑り座り。頭部を起こしづらい
・患者には車いすの寸法が大きく（奥行き，背もたれの高さ，幅等も），調整できない車いす
・テーブルが高すぎる

・よい姿勢：上半身が起きている。頭部を中間位に保ちやすい
・調整可能な車いすに変更
・テーブルの高さが適正

図124　円背者の不適切なポジショニング（左）と調整後（右）の違い
・背もたれ等が調整可能な車いすを使用することが望ましく，患者の状態に応じたテーブルの高さにすると捕食しやすい。

車軸と頭部位置が揃っている

・座面角度水平に近い
・前滑りを防止できるクッション
・褥瘡予防
・膝の角度90度近く

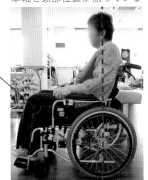

図125　円背者の調整型車いすでの姿勢

具操作も行いやすい。すすり口や迎え口になりにくく，食べこぼしも少なくなる。

③しっかりとした足底接地を行う

　標準型車いすや調整型車いすは足台の調整が可能であるが，それでも難しい場合がある。可能な場合は調整する。

④褥瘡（座位褥瘡）予防を行う

　円背者は，脊柱後彎，骨盤後傾位であり，坐骨より，尾骨や仙骨・棘突起に圧迫やずれが生じやすい。姿勢の安定と座位の褥瘡予防（痛みや不快感の解消を含む）として褥瘡予防用車いすクッションや背部のクッションを用いるとよい。

片麻痺者の車いす姿勢

片麻痺を生じる要因

・脳梗塞や脳出血等の脳血管疾患，腫瘍，頭部外傷など。

片麻痺者の食事姿勢の問題点

・非対称姿勢が多く，食事時に姿勢が傾きやすい。また，滑り座りにもなりやすい。手を動かすと，身体が麻痺側に傾きやすい。
・半身どちらかしか動かない場合が多い。
・座っていて姿勢が崩れても修正できないことが多い。
・高次脳機能障害（半側空間無視等）を有していることがある（左片麻痺）。

ポジショニングのポイント（図126）

・片麻痺者の姿勢は傾きやすいため，座面にたわみがある場合は必ずたわみを解消しておく

　座位保持力の程度にもよるが，座面はなるべく床面と水平（0度）に近い状況に整えることが望ましい。

・麻痺のために体幹の支持力が低下しているため，必ず体幹をサポートする

　クッションやバスタオルを用いてサポートする場合は，麻痺側の体幹をサポートする。また可能なら，車いすは，肘かけの高さや背張りを調整できる車いすを使用するほうがよい。

・車いす用テーブルを使用することが望ましく，片手しか動かせないため，自助具等を利用する

　片麻痺者の場合，ついつい麻痺側を意識しがちであるが，健側を常時使用することによる疲労があるため，健側の肘をついて休息を取れることが重要である。テーブルやクッション等で健側の前腕から肘を支えられる工夫も検討する。

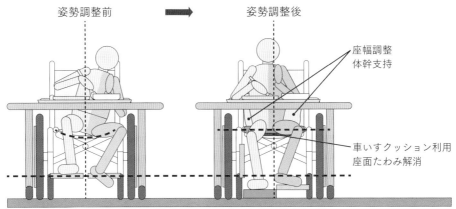

図中のラベル：
姿勢調整前 → 姿勢調整後

座幅調整
体幹支持

車いすクッション利用
座面たわみ解消

・姿勢が左に傾く
・座面シートたわみあり
・座幅が大きい
・足底接地不十分，足台高い
・捕食しづらい

・姿勢が正中位
・座面シートたわみ解消（水平）
・座幅をクッションで調整
・足底接地しやすい工夫
・捕食しやすい

図126　左片麻痺者の食事姿勢の違い（標準型車いす）

座位耐久性が低い場合の車いす姿勢

座位耐久性低下の要因

・疾病や外傷後の長期臥床による廃用症候群。
・心疾患や呼吸器疾患，腎臓疾患等の内臓疾患。
・脱水や低栄養，食欲不振，貧血，サルコペニア，悪液質等。

座位耐久性が低い場合の食事姿勢の問題点

・食事時に座位耐久性が低下する可能性がある。
・食事時間を短く設定する必要がある。時間が長いと疲労や状態変化をきたす。
・食事以外の座位時間が長いと，食事時に座位保持が困難（姿勢の崩れ）となる可能性がある。

ポジショニングのポイント

　座位耐久性が低い場合は，事前に座位時間の管理やリハビリテーション等の活動内容の把握に努める。座位耐久性が低下している患者は，特に頭頸部や体幹の支持力が低下していることが多いため，最初から標準型，もしくは調整型車いすでの食事を行うのではなく，患者の状態によってはベッド上座位からはじめたり，姿勢変換型（ティルト・リクライニング）車いすでの食事を経て標準型，もしくは調整型車いすへと段階的に進めるほうがよい（図127）。

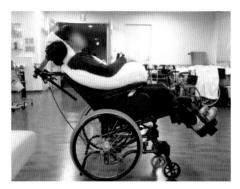

**図 127　食事時の姿勢変換型車いすの
　　　　　ポジショニング**

・頭頸部サポート，上肢帯サポート，下肢サポート
　などを行った様子。

　車いすのポジショニングでは，最初は体幹や頭頸部の支持のためのサポート量
を多くし，状態の改善や保持力・体力の向上とともに，サポート量を減らしてい
く。疲労や耐久性等を考慮し，状態に合わせた食事ケアの環境づくりを心がける。

◆　◆　◆

　食事ケアには，食事以外の生活状況や活動状況，リハビリテーションの状況が
大きくかかわってくる。特に，体力低下や廃用，病状が不安定な場合は，食事を
すること自体が負担となっていたり，食事以外の活動が負担になり，食事に影響
を及ぼしていることもある。特に，検査・入浴・排泄・リハビリテーション・長
時間の離床等は負担になっている可能性があり，これらの実施時間や状況につい
て十分に把握しておく必要がある。

　食事における車いすのポジショニングの応用スキルについて，紹介した。車い
すでの食事は，寝たきりや臥床による弊害を予防し，対象者の自立や尊厳を支援
することである。また，ADL の拡大や，生活，生きることへの意欲や QOL の
向上に欠かせないものである。対象者への尊厳に欠ける食事ケアは，対象者の立
場を無視し，心理的な配慮にも欠け，自立を支えることにもつながらない。一方
的なケアの押し付けであり，相互成長にも欠ける。患者が置かれた状況や受容感
覚をイメージしながら，気づき，観察し，予測しつつ，よりよい食事環境づくり
やケア技術の提供につなげてほしい。

（北出貴則）

参考文献

・北出貴則：誤嚥性肺炎を予防する車いすのポジショニング─日常及び食事場面での快適な車いす姿勢づくり．難病と在宅ケア 24（6）：59-63，2018.
・田中マキ子，北出貴則，永吉恭子（編）：トータルケアをめざす　褥瘡予防のためのポジショニング．照林社，2018.
・北出貴則（監）：明日から役立つ　おいしく食べるための「姿勢づくり」．アイ・ソネックス，2015.
・北出貴則（監）：明日から役立つ　ポジショニング実践ハンドブック．アイ・ソネックス，2013.
・永吉恭子，永井健太，北出貴則：車いす座面へのアプローチ．福祉介護テクノプラス 10（4）：26-31，2017.
・北出貴則（企画編集）：褥瘡を防ぐポジショニング・体位変換・シーティング─ベッド上から車椅子，ADL における褥瘡予防の取り組み．WOC Nursing 7（7）：74-81，2019.
・北出貴則：12．車いすで床ずれができやすいところは？　13．車いすで良い姿勢をとるには？　中條俊夫（総監修），やさしく解説 床ずれ予防コンパクトガイド vol.6．pp.25-28，ケープ，2021.
・北出貴則：誤嚥性肺炎を予防する車いすのポジショニング．難病と在宅ケア 24（6）：59-63，2018.

ポジショニング別
食事介助スキル・段階的食形態変更

　食事介助は，患者が良好な機能を発揮し，安全においしく食べるために最も重要なケアの1つである。適切な食事介助は，誤嚥性肺炎や窒息の予防，摂食嚥下機能の向上，セルフケア能力の拡大につながることに加え，食事量の増加，栄養状態の改善，苦痛の緩和など全身状態に影響を及ぼす。食事介助を単なる食事のケアと考えるのではなく，人が幸せに生きるために必要な生活ケアであるという視点を持ち，QOL の向上につなげることが必要である。

食事前の準備

　食事姿勢の調整，食物形態の調整など，摂食嚥下機能を多面的に評価し調整すると同時に，食事に集中しやすい環境の調整や手を洗うなど食事前のケアは，食べる準備となる。また，誤嚥や窒息時の対応などを行っておくことで，おいしく安全な食事につながる。

食事に集中できる食事場所を選定する

　テレビなどは消し，テーブルやお盆の上には必要なものだけを置くなど，視覚・聴覚の情報の整理が必要となる。特に食事に集中することが困難な場合は，周囲の環境に大きく影響されるため，必要に応じて個室で食べる，ほかの人と時間をずらすなどの対応をとる。

食事前に排尿を促し，おむつなどを交換し，清潔で気持ちのいい状態にしておく

　食事中に尿意がある，おむつが汚れているなど不快な状態では，食事に集中し続けることやおいしく食べることが困難となるため，食事前に排尿を促す，おむつ交換を行うなどして，気持ちのよい状態にしておく。また，尿器やポータブルトイレなどは，清潔な状態にして見えない位置に片づける。

手や顔をおしぼりで拭く

　温かいおしぼりで手や顔を拭くことには，清潔，覚醒が促されるといった効果があり，気持ちよく食事に向かうことができる。

口腔・咽頭ケア

　口腔内が汚染されている状態は，味覚障害，口腔機能の阻害，そして誤嚥性肺炎のリスクとなるため，口腔内を清潔にすると同時に，準備運動として舌・頬筋・口唇などのマッサージなどを合わせて行う。口腔内が乾燥，汚染されている場合は，咽頭も同様の状態にあると考えられるため，咽頭のケアも必要である。

急変時の準備

　必要に応じ，誤嚥や窒息時に早急に対応できるようにパルスオキシメータや吸引セットなどを準備しておく。

テーブルの配置

　テーブルは，へそと腋窩の中間の高さ，身体との間を握りこぶし1個分とする位置に設置し，両上肢の安定を図る。食事の自立を図る場合は，テーブルに肘をついた状態で捕食できる高さに調整する。テーブル上で肘の安定が困難な場合は，クッションなどを併用して安定させる。

食事の配置

　食事を視覚でとらえることは，食物認知，食べる意欲の向上につながる。できるだけ患者の正面で見えやすく，斜め下に視線が誘導できる適切な位置に食事を配置する（図128）。

介助者の位置

　介助する際，食事と患者が食べている状況を同時に見える位置に介助者が位置すると，効率的で食べやすい介助が可能になる。また，リスク管理の点からも，食べている状況を常に観察できる位置をとる（図128）。

食品の準備

　嗜好に合った，味がはっきりしたおいしそうに見える食品を選ぶことで，食べる意欲を高める。また，食品を数種類準備し，患者が自ら選ぶことも食べる意欲，食べる楽しみにつながる。

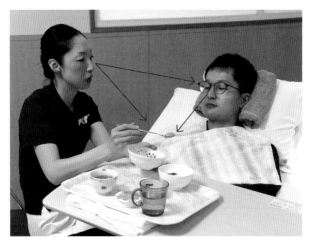

図 128　食事の配置・介助者の位置
・介助者は，食事と患者が 90 度以内に収まる位置をとる。
・患者が視覚情報を得やすい位置（目から 25〜30 cm，斜め下 45
　度）に食事を配置する。

ポジショニング別食事介助スキル

リクライニング位 30〜45 度：全介助

　リクライニング位 30〜45 度は，口から咽頭へ重力がかかり，咽頭へ食べ物を送り込みやすくなる（図 129）。また，嚥下反射が起こりにくい場合に，食べ物が咽頭をゆっくり通過し対応が可能となる。咽頭残留がある場合でも，気管が上方，食道が下方となり，解剖学的に誤嚥しにくくなるという効果が期待できる。しかし，視覚情報として食事をとらえにくく，また，低い角度で食事の自立を図ると，姿勢の崩れ，誤嚥や窒息につながるリスクがあるため，リクライニング位 45 度以下では全介助が必要となる。

● 五感の活用

　食行動は，まず食べる意欲を含め食物認知から始まる。食べ物を目で見て，匂いを嗅いで，手を使い，口唇や舌などで食感や味を感じて，記憶を想起しどのような食べ物か判断し，どのように食べるかをプログラミングすることから始まる。食事の配置，提供する食品などの選定を含め，五感を活用する介助に留意する。また，不必要な声かけなどは，食事への集中を阻害するため，端的に必要な声かけのみを行うように注意する。

● 基本的スプーン操作

　不適切な介助は，食べる意欲の低下，誤嚥や窒息のリスク，食事量低下，低栄養・脱水など，食べにくいだけでなくリスクにつながる。適切な介助により，安

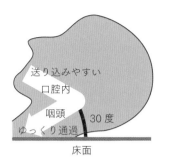

・口腔から咽頭へ重力がかかる
・咽頭から食道へ重力がかかりづらく，ゆっくり咽頭を通過する
・咽頭残留がある場合，解剖学的に食べ物が前方の気管に入りにくい
・覚醒状態・食物認知が高まりにくい
・全介助が必要
・頸部が伸展しやすいため，頭頸部姿勢の調整に注意が必要
・自力摂取は不可

有効な場合	有効ではない場合
・耐久性・姿勢保持力が低下している場合 ・頭頸部姿勢の安定性が低下している場合 ・嚥下反射惹起が遅延している場合 ・咽頭への送り込み機能が低下している場合 ・口腔・咽頭内残留がある場合	・食物認知が低下している場合 ・覚醒状態が低下している場合

図 129　リクライニング位（30〜45 度）と摂食嚥下機能への影響

全でおいしい食事の提供をめざす（図 130）。

①蓋を開け，食べ物をしっかりと見せる，すくうなど食事の行程も含めた視覚情報の提供を心がける。患者の目から 25〜30 cm，斜め下 45 度の位置が見えやすく，患者の視線を斜め下に誘導することで，頸部を前屈位に誘導することができる。

②スプーンは，斜め下から，舌と平行に挿入する。特にリクライニング位が低い場合に高い位置からスプーンを挿入すると，患者は恐怖を感じやすく，頸部の伸展や食事の拒否につながる。また，スプーン先端で舌を刺激することは不快や口腔内残留の原因となる。

③スプーンのボール部を舌背中央に接地させる。しっかりとボール部全体を接地させることで，送り込み運動，嚥下反射へとつながる。

④「口を閉じて」と閉口を促し，口唇を閉鎖した状態で上口唇を滑らせるようにスプーンをゆっくり抜く。この時，顎が上がらないように注意する。

● 介助ペース

　介助ペースが遅いと，食べにくいだけでなく食事への集中力の維持が困難になり，スムーズな嚥下運動の阻害，摂食時間の延長，食事量の低下，患者・介助者の疲労へとつながってしまう。また，口腔や咽頭に残留がある場合，誤嚥につながる場合も多い。捕食後，嚥下運動を確認しながらすぐに次の一口をすくって準備し，嚥下反射が起こったらすぐに次の一口を介助することで，食べやすく，スムーズな嚥下運動につながる。また，口腔や咽頭に食べ物が残留していても，追加嚥下や交互嚥下といった代償法の効果も期待できる。

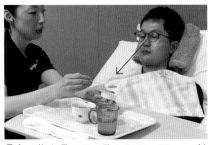

①食べ物を見せる。目から 25〜30 cm，斜
　め下 45 度ですくうところから見せる

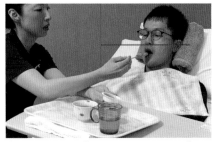

②舌と並行にスプーンを挿入する。スプーン
　操作は，鼻から下で行う

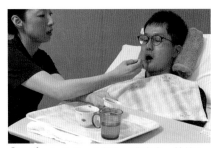

③スプーンのボール部を舌背中央へ接地し，
　スプーンで舌を軽く圧刺激する

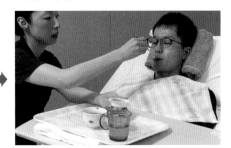

④口唇閉鎖を促し，上口唇を滑らせるように
　スプーンを斜め上方へ抜く

図 130　基本的スプーン操作

リクライニング位 50 度以上：セルフケア拡大

　食事動作の自立を図る場合は，リクライニング位 50 度以上が必要となる
（図 131）。リクライニング位が上がることで，視覚情報が入りやすく食物認知や
嚥下への集中力が高まる場合が多い。しかし，耐久性や姿勢の安定性が低い場合
は，姿勢の崩れ・疲労などによる嚥下運動の阻害，誤嚥リスク，食事量低下など
につながる。摂食嚥下機能だけでなく，全身状態，姿勢保持力，耐久性などを包
括的に評価し，姿勢のステップアップを図っていく必要がある。また，姿勢のス
テップアップと合わせ，食物形態のステップアップ，食事の自立へつなげていく。

● 食事動作の自立（図 132）

①肘をついた状態で捕食できる高さ・位置にテーブルを設置し，クッションやタ
　オルなどを併用して両上肢の安定を図る。

②スプーンや箸などの食具の把持を，手を包み込むようにサポートする。

③肘をついた状態で，すくう，口まで運ぶ，捕食するといった動作をアシストする。

④咀嚼が必要な食品は，舌尖にボール部を接地させておく（図 133）。

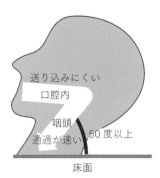

- ・口腔から咽頭へ重力がかかりにくい
- ・咽頭から食道へ重力がかかり，咽頭通過速度がやや速い
- ・咽頭残留がある場合，解剖学的に食べ物が前方の気管に入りやすい
- ・視覚情報が入りやすく，食物認知が高まる
- ・食事の自立につながる

有効な場合	有効ではない場合
・覚醒維持が困難な場合 ・食物認知が低下している場合 ・食事の自立を図る場合 ・食物形態のステップアップ（コード3以上・とろみなしの水分）を図る場合	・咽頭への送り込みが困難な場合 ・口腔内や咽頭に食物残留が多い場合 ・頭頸部が不安定な場合 ・姿勢が崩れやすい場合 ・耐久性が低下し，疲労しやすい場合

図 131　リクライニング位（50 度以上）と摂食嚥下機能への影響

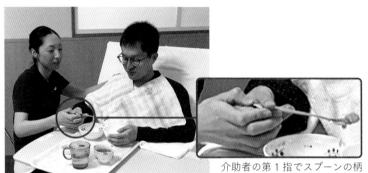

①指全体を包み込むようにアシストする。
　両肘はテーブルに接地しておく

介助者の第1指でスプーンの柄
先を操作

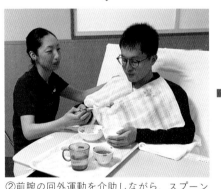

②前腕の回外運動を介助しながら，スプーン
をまっすぐに挿入する

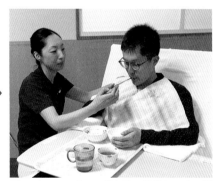

③スプーンのボール部を舌に接地し，上口唇
を滑らせるように抜く

図 132　セルフケア拡大に向けた食事介助

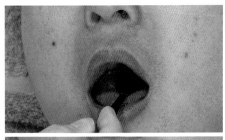

コード2以下（丸飲みで咀嚼が不要な食品）
・スプーンのボール部を舌背中央に接地する
・送り込みが不良な場合は，やや奥舌に接地する

コード3以上（咀嚼が必要な食品）
・スプーンのボール部を舌尖部に接地する

図133　食べ物を置く位置

● 自立へのポイント

・食事のペースや一口量をどの程度コントロールできるのか，食事時間，疲労の程度，摂取量などを観察し，食事動作も含め段階的に食事の自立を図る。

・すくう動作はできるが，口まで運ぶ動作が困難である，もしくは，すくう動作は困難だが，口まで運ぶことはできるなど，可能，あるいは，障害されている食事動作の機能を評価し，できない部分をサポートし段階的に食事の自立へつなげる。

・リクライニング位45度以下の場合，口から咽頭へ重力がかかるため食べ物の口腔保持が困難になる。そのため，水分にはとろみを付加し，日本摂食嚥下リハビリテーション学会嚥下調整食分類2021コード2以下（ゼリーやペースト状の咀嚼が不要な形態）を提供する。

● 食具

長く持ちやすい柄のスプーンを選び，滑り止めマットや自助食器などを活用し，食事動作をサポートする。スプーンやフォークなどから，バネ付き箸，通常の箸などが使えるように，段階的に食具も変更できるように検討する。

段階的食物形態変更

食物形態は，認知機能，咀嚼機能，食塊形成機能，咽頭収縮力，嚥下反射惹起など，対象者の摂食嚥下機能に合わせて選定する。加えて，咀嚼が必要な食べ物をリクライニング位45度以下で提供すると，口腔保持が困難となり窒息リスクとなるため，姿勢などの環境条件も含めて検討することが求められる。また，安

易に食物形態を下げると，食物認知，食べる意欲の低下につながる。良好な機能を引き出せるケアを行い，食物形態のステップアップを検討し食の QOL 向上へつなげていく。

食物形態の選定

食物形態の選定ポイントについて，**図 134** に示す。加えて，咽頭機能の低下により咽頭残留がある場合には，付着性が低く滑らかな食べ物を選定し，一口量の調整などが必要となる。

食物形態のステップアップ

食物形態の特徴について，**図 135** に示す。それぞれの食物形態の特徴を知り，摂食嚥下機能の改善状態や食事姿勢に合わせてステップアップを図る。食事時間，摂取量，栄養状態を評価しながら，まずは難易度が高い食事を 1 品のみ提供するなど，段階的に変更することで安全に食物形態のステップアップが図れる。

食事条件の段階的ステップアップ

食事条件である姿勢，食物形態，セルフケア拡大，食具，食事環境などを段階的にステップアップする。多条件を一度に変更すると，スムーズに嚥下できない時の原因を判断できないため，条件変更時は必ず 1 条件のみを変更する。

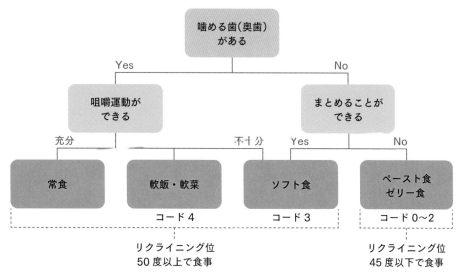

図 134　食物形態の選定ポイント

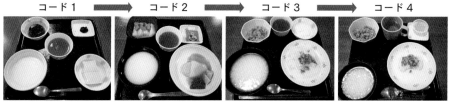

コード1	コード2	コード3	コード4
付着性が低く，まとまりやすいゼリー状の食事	付着性はあるが，まとまりやすく咀嚼を必要としない食事	咀嚼を必要とするが，まとまりやすく食塊形成が容易。水分はとろみ付	咀嚼が必要だが，軟らかく咀嚼力が低下している場合に適している

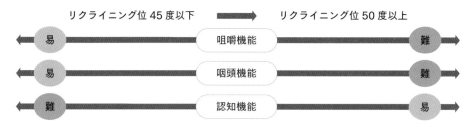

図135　食物形態のステップアップ
・コード1〜4：日本摂食嚥下リハビリテーション学会嚥下調整食分類2021による

◆　◆　◆

　誤嚥や窒息などが起こる原因は，患者の摂食嚥下機能だけではなく，姿勢調整，食事介助など食支援環境によって起こる場合も多い。食事ケアの充実を図り，その人らしい生活を支援する。

（竹市美加）

参考文献
小山珠美（編）：口から食べる幸せをサポートする包括的スキル─ KT バランスチャートの活用と支援（第2版）．pp.96-106，医学書院，2017．

第 3 章

病院, 施設での
POTTプログラムの実践

──食べるよろこびを伝える

早期経口摂取につなぐための
急性期病院における
POTTプログラムの実践

　熊本医療センター（以下，当院）は，病床数550床の高度総合診療施設であり，「24時間断らない医療」を実践するため病院全体でその体制を取り，救急医療では脳卒中，心血管疾患，感染性疾患など多くの患者を受け入れている。患者の多くは要介護状態の高齢者であり，姿勢保持能力が低下した状態である場合が少なくない。安定した姿勢を保持し活動性を高めていくことは，早期に経口摂取を開始し，食事動作の自立性を高めていくことにつながる。そのため，当院では2015年にPOTTプログラムを導入した。導入時は，摂食嚥下リンクナースを中心として教育を行った。

　以後，OJTやラダー研修，新人教育，ナースエイド会議，附属看護学校など集合教育の機会を用いて技術伝承を行い，統一した質の高いケア技術によって「急性期から口から食べる」を実践できることを目標としている。本項目では急性期病院におけるPOTTプログラムの実践について，事例をもとに紹介する。

患者紹介

患者Aさん：70歳代，女性

入院前の状況：夫と2人暮らし。日中は仕事をし，車の運転は可能，ADL自立

入院時の経過：右半身のしびれと喉のつまり感を主訴とし，当院の救急外来を受診した。頭部MRIの結果，左延髄内側梗塞の診断で入院となった。入院時より，唾液の嚥下ができず，常にティッシュへ吐き出さないといけない状況であった。延髄内側梗塞の急性期であり，脳浮腫により網様体が障害されることで唾液嚥下が困難になっている状況が考えられ，嚥下障害が重度であると判断された。まずは，心身の医学的安定を図るため，脳梗塞の治療を優先し，合併症を起こすことなく早期経口摂取の再獲得ができるようにリハビリテーションを行うことになった

姿勢のアセスメント

1〜12病日目：ベッド上ポジショニング

・右片麻痺により骨盤が傾斜しやすく，体幹が左右非対称になりやすい

体幹，頭部，頸部，上肢，下肢，足底へのサポートを行い，姿勢の安定を図る（POTTプログラム60度の手順に則る）。

ヒップアップや起き上がり動作など，可能な動作を積極的に促すことで姿勢動作獲得へつなげていく。

13〜23病日目：標準型車いす（以下，車いす）のポジショニング

車いすでのポジショニング基本スキルに沿い姿勢の安定を図る。
・右片麻痺により姿勢が崩れやすく，オーバーテーブル（以下，テーブル）と身体の位置が離れやすい（図1の①）
・右上肢がテーブルから落ち不安定となり，嚥下関連筋群が下降しやすい（図1の②）
・捕食時に体幹が後傾し，頸部伸展位となっている（図1の③）

ポジショニングの実際

1〜12病日目：ベッド上ポジショニング

　右片麻痺により骨盤が傾斜しやすく，体幹が左右非対称になりやすい。まずはベッドの上方までサイドレールを把持しながら自力で移動してもらった後，両上肢と足底はクッションでしっかりと安定させるようにした。リクライニング角度をつけた後の除圧（頭，背面，臀部，足）は必ず行い，苦痛を軽減し，嚥下関連筋群へ影響が出ないようにした。除圧は「気持ちよい」と快の刺激にもなった。各部位を調整した後は姿勢全体を評価し，骨盤の傾斜や左右の対称性を確認することで安楽な姿勢となるように調整した。Aさんからの協力が十分に得られる状況であったため，ベッド上での移動やヒップアップなどの動作は積極的に協力して

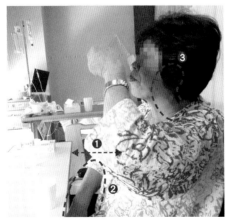
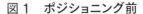

図1　ポジショニング前

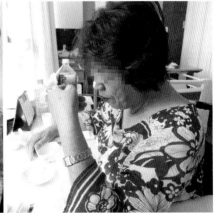

図2　ポジショニング後

もらい，残存機能を活かしていった。ポジショニングの後に訓練食を用い，介助で食事を開始した。

13〜23病日目：車いすポジショニング

病棟スタッフから「Aさんから水分誤嚥の訴えがある」との情報提供があったため，摂食場面の評価を病棟スタッフと一緒に行った。Aさんは，車いすへ移乗し，テーブル上で飲水をしていた。テーブルは身体から離れており，上肢は下制，飲水時は頸部が伸展位となっていた。足底はフットサポートに乗っており，身体は後傾している状況が確認できた。摂食場面の評価から，不良姿勢によりむせが生じていると判断し，車いすのポジショニングとテーブルの調整，摂食方法について検討した。車いすはたわみのないものを使用して深く座り，上肢はテーブル上に乗せ，足底は床にしっかりと接地するようにした（図2）。テーブルとの段差にはタオルを敷き，肘をついた状態で捕食できるようにした。姿勢調整後はむせなく飲水可能となり，Aさんからは「水が喉を通っていくのがわかる。姿勢って大切ですね」とよろこぶ声が聞かれた。

食事時のポジショニング・テーブルの高さの調整，摂食方法に関してリーフレットを作成し，病棟カンファレンスで情報共有を行いAさんにかかわるすべての看護師が統一した方法でポジショニングができるようにした。また，OJTを活用し，昼食は病棟看護師と一緒に手技を確認し，病棟スタッフへの教育を行った。病棟スタッフからは「ポジショニングはできるようになったが時間がかかる」という問題提起があった。

問題提起をもとに姿勢の再評価を行った。問題としてテーブルと身体と車いすの距離とテーブルとアームサポートの段差の調整が必要であり，時間を要していることがわかった。Aさんがさらに食事を自己摂取しやすくなり，病棟スタッフの食事時のポジショニング，車いす時間の短縮のため，テーブルを肘置き部分が長いemテーブルへ変更した（図3，4）。また，食器は滑り止めマット上に置き，食具は滑り止めマットをカットして巻きつけることで持ちやすく自力摂取しやすいようにした（図5，6）。テーブルの変更や食具の工夫，滑り止めマットの使用によりAさんのセルフケア能力はさらに向上し，自力摂取が可能となった。また，食事形態もペースト食からきざみ・とろみ食へとステップアップすることができた。結果として，食事摂取時間の短縮，病棟スタッフの食事前のポジショニング時間の短縮が図れた。病棟スタッフからは「短時間でポジショニングができるようになったので継続できる」との声が聞かれ，食事前の姿勢調整を継続して行うことができた。

23病日目に連携病院へ転院となった。転院先へ食事時の姿勢調整，食事の注意点について写真を用いた個別のリーフレットを作成し情報提供を行った（図7）。

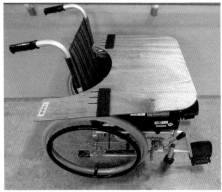

図3 em テーブル

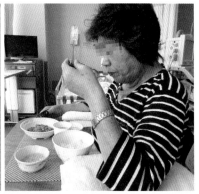

図4 em テーブル使用後
・車いすと身体の距離が短縮した
・肘をついた状態で捕食可能となった

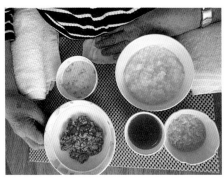

図5 食器の下に滑り止めシートを使用した様子

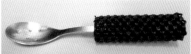

図6 滑り止めシートを使用したスプーン

評価

　急性期病院の特徴として，看護問題に対し病気の回復過程や短い在院日数の中でタイムリーな評価が求められる。病気の回復過程やAさんと病棟スタッフの反応を確認したうえで適宜食事時のポジショニングを見直しケアに取り入れたことは，安定した姿勢の保持と食事動作の自立性を高めることにつながったのではないかと考える。病棟スタッフは，急性期医療と並行して日常生活の援助を行うため食事時のポジショニングに多くの時間を費やせない現状があった。そのため，食事時の姿勢調整のポイントをまとめたリーフレットを活用して短時間で行えるように工夫したことは看護ケアの継続にもつながったのではないかと考える。また，おいしく，安全に食べてもらえるように，病棟カンファレンスで適宜問題提起を行い食事時のポジショニングや介助方法を病棟スタッフと話し合い看護介入した結果，3食経口摂取の再獲得につながった。この結果は病棟スタッフ

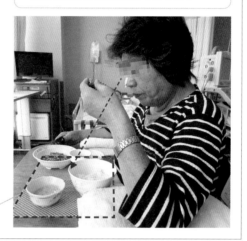

A　　　様食事の注意点

①車いすに移乗する
　両足はフットサポートより降ろし，床に
　足底を設置
　※飲み込む圧がかかりやすくなる

②emテーブルを車いすに取り付ける
　※マジックテープ®で固定する

③肘下にバスタオルを敷くと，肘の高さが
　安定する
　※肘を付いた状態でスプーンを口に運ぶ
　　ことができるように調整する

④食べ始めはとろみ水を数口飲み，嚥下の
　確認をする

⑤喉に残っている感じがする時はとろみ水
　を飲み，残留をクリアにする

> 顎は上がっていない？
> ・意識的に顎を引くようにしましょう
> ・食事を見ると自然に顎が下がります

> 食器の下に滑り止めマットを敷くと食
> 器が滑らず，食べやすくなります

図7　写真を用いた個別のリーフレット

にとって自ら行った看護実践の成功体験につながったのではないかと考える。

　食支援の一部である食事時のポジショニングは，急性期病院のみでは完結することは少なく，転院先へ適切に情報提供を行う必要がある。写真を用いた個別のリーフレットを作成し看護サマリーに添付したことで食事時のポジショニングがイメージしやすい情報提供になったのではないかと考える。

　Aさんの生活やセルフケア能力を高め，自力で食べることができた時の笑顔は言葉に表せないほど幸せに満ちており，「食べることが一番の願いだった」という言葉からも生きる気力や意欲の向上につながったのではないかと感じられた。「口から食べること」だけをゴールとするのではなく，常に生活者としての回復過程を意識し，適切なポジショニングや食事動作の自立性を高めることも急性期病院の課題である。

（田平佳苗）

回復期リハビリテーション病院における実践

自分で食べるためのリハビリテーションと POTT プログラム

　広島市立リハビリテーション病院（以下，当院）は，50床の回復期リハビリテーション病棟2病棟（計100床）のリハビリテーション専門病院である。当院に入院する患者の多くは脳血管障害患者であり，次いで神経・筋疾患，脊髄損傷，骨折治療後の患者となっている。脳血管障害患者は，その病巣によりさまざまな症状が重複していることが多く，高次脳機能障害のある患者の場合，食べることも含め早期からの機能回復に向けたアプローチが重要になる。

　回復期におけるポジショニングは，運動麻痺や身体バランスを保つことが困難になった患者の苦痛を緩和し，安定した姿勢を保つことで機能回復へのステップアップを図るために必要な技術である。本項目では，回復期リハビリテーション病院における POTT プログラムの実践例を紹介する。

患者紹介

患者Bさん：70歳代，女性

入院時の経過：心原性脳塞栓症を発症し，急性期病院で保存的治療を受けた後，37病日目に当院へ入院となった。疾患に伴い左上下肢不全麻痺，表在覚・深部覚障害，左半側空間無視，注意障害，摂食嚥下障害，見当識障害，感情の閾値低下を認めた。急性期病院では入院直後から経口摂取が禁止され，経鼻経管栄養による栄養管理が行われていた。当院に転院する数日前より摂食訓練が開始され，嚥下調整食3が提供されていた。病前は普通食を摂取しており，食べることが大好きだった

既往歴：心房細動・徐脈頻脈症候群があり，血圧変動により一時的に低血圧になることがあった

ADL：一部介助〜全介助レベル〔入院時 FIM（Functional Independence Measure：機能的自立度評価法）34点〕

姿勢のアセスメント

　左上下肢の筋収縮が時にみられるが，随意運動は困難（Br-stage〔★〕：左上肢Ⅱ・左手指Ⅱ・左下肢Ⅱ）であった。起居・座位，移乗動作は1人では困難で，入院時は1〜2人の介助を要した。プッシャー症候群を呈しており，座位時には右上肢で座面を突っぱり，左側に傾いていたため，バランスが不安定で耐久性も低下し

ている状態であった。ベッド上を中心とした生活が約1か月続いており，筋力低下が併発していることが考えられた。

チームでの目標

初期の短期目標は，食事と食事前後に行う手洗いや口腔ケアに要する約1時間の座位保持ができることにした。その後，短期間で右手前の食品から右奥の食品，左奥の食品，左手前の食品へと，自分で食べられるようになることを目標にし，1か月後の目標は，食事動作の自立にした。

ポジショニングの実際

当院では，多職種が集いカンファレンスを開催することが頻繁にあるため，セラピストの行う評価結果などを活かしたケア計画を立案している。Bさんの上体が左側に傾く状況を安定させるために，車いすのバックサポートに端巻きタオルを挿入した。車いすの座面には低反発のクッションを使用しており，たわみはない状態であったため，座面はそのままとした。左上肢を机上に接地する際，上肢の位置が安定するよう机上に滑り止めシートを置き，その上にバスタオルを4つ折りにしたものをその上に敷いて肩の高さの左右差をなくし，水平になるように調整した。これにより座位姿勢を保持することで，食事時間に姿勢調整をすることなく，食事動作の自立に向けたアプローチを集中して行うことができた。

高次脳機能障害による左半側空間無視を認めたため（図8），スプーンを口に運ぶ際に左口角にスプーンが触れてしまい，食べ物が口からこぼれることがあった。また，自発性に乏しく，スプーンを把持して1度食べ物を摂取すると，す

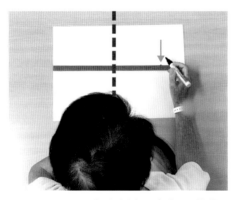

図8　Bさんの左半側空間無視の状態
Bさんが認識する ━━━ の中央部は↓の部位になっている。本来の中央部は ■ ■ ■ 部分

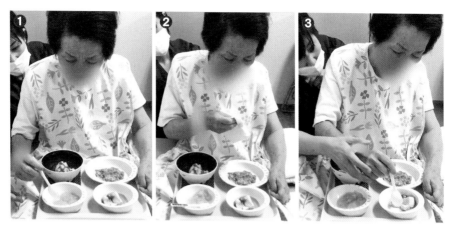

図9　ポジショニング後の食事介助場面
・標準型車いすを使用し，バックサポートに端巻きタオルを挿入している
・左上肢の下には滑り止めシートとバスタオルを敷き，上肢の位置を安定させている
❶介助者が指差しと声かけを行い，右奥の食べ物を認識するよう誘導
❷Bさんは無意識下では左側を向くことができることを確認
❸介助者はBさんの右上肢にわずかに触れながら左奥の食物認識を誘導

ぐにスプーンを置いて手を止めていた。左半身の感覚低下があるものの，左顔面麻痺はごく軽度であり，口唇閉鎖はしっかり行うことができていた。

　まず，ポジショニングにより姿勢の安定を図り，右側が壁になるようにテーブルを配置して，右側からの視覚情報を最小限にし，食事に集中する環境を設定した。Bさんが1番認識しやすい右手前に主食を置き，そのほかの副食を右奥・左奥・左手前になるように配置を固定した。Bさんがスプーンの場所を認識できるように，右側から手添えをしてスプーンの位置まで右上肢を誘導し，スプーンを把持してもらい，食べ物を口に運んでもらうように声をかけて食事摂取を促した（図9）。その後も，Bさんが無理なく食べ物を認識し，食事動作ができるようになるまで手添えや声かけによるサポートを行った。その結果，1か月後には食事動作が自立し，他患者と同じテーブルで食事摂取ができるようになった。最終的に食物形態は嚥下調整食4まで改善した。

評価

　適切なポジショニングにより食事中の姿勢が安定し，高次脳機能障害へのアプローチを集中的に行うことができた。それと同時に半側空間無視へのアプローチを実施した結果，入院1か月後にはすべての器の食べ物を認識し，自分で食事摂取ができるまで機能を回復することができた。Bさんは，もともと食べることが大好きだったため，自分で食事を食べられるようになったことをとてもよろこんでいた。Bさんの家族の面会時には，一緒に間食を楽しむこともできるように

なり，家族も一緒によろこんでいた。また，食事摂取が自立して以降は，その他の身体機能も徐々に回復し，最終的には1人介助レベルまで向上することができた。Bさんと家族の食べるよろこびや生きるよろこびにつながったのではないか，と評価した。

当院では，多職種が一丸となってリハビリテーションの要素を入院生活の中に組み込み，その人の目標とする生活の再建をめざしている。Bさんの今後の生活を見据え，入院当初から多職種が各々の視点から姿勢・活動についての評価を行い，自分で食べることを目標としたケア計画にPOTTプログラムは有効であった。

（川端直子）

[★]　Br-stage（またはBrs）（Brunnstrom stage）：脳血管障害患者の運動麻痺の回復過程の指標。Ⅰ〜Ⅵのステージで分類され，評価に用いる。

POTT コラム

◎復期病棟での POTT プログラムの即時効果

20歳代男性のCさんは，交通事故により，外傷性くも膜下出血，血気胸，肋骨の多発骨折を受傷し，高次脳機能障害〔記憶障害，注意障害，半側空間無視（左），遂行機能障害など〕が認められた。また，著しく耐久性や筋力が低下していた。

入院当日の昼食時，リクライニング車いすに乗り，リクライニング位45度程度の姿勢になっていたCさんは，前方に姿勢をずらし，骨盤が後傾することで姿勢を保持することが困難だった。食事中も，多動で食事に集中できず，自分で食べる行動が見られなかった。さらに体動時に眉間にしわを寄せたり，スタッフがポジショニングを行っても，すぐに自分で姿勢を崩したりしていた。

私は，まずCさんの車いすをリクライニング車いすから標準型車いすへ変更し，POTTプログラムの手順に沿って車いすのポジショニングを実施した。次に，事故の後遺症により，身体の痛みを生じている可能性があると考え，医師に疼痛コントロールについて相談し，鎮痛薬を処方してもらうことにした。その他に環境設定として，Cさんの右側に衝立を立てて視覚情報をできるだけ抑え，1人で食べる環境にし，上肢を動かしやすいように食事トレーを縦置きにした。すると，Cさんは少しの口頭誘導があれば，姿勢を保ち，食事を自分で摂取することができるようになった。

苦痛をうまく訴えることのできない可能性があったCさんに，POTTプログラムによるポジショニング，疼痛コントロール，食事をしやすい環境調整を行ったことが，Cさんの「自分で食べる」につながったのではないかと思う。

（川端直子）

医療療養型病棟における実践
少しでも自分で食事ができる

　安芸市民病院（以下，当院）は，一般病床・地域包括ケア病床・医療療養型病棟・緩和ケア病棟を有する 140 床のケアミックス病院である。当院の医療療養型病棟は，一般病床・地域包括ケア病床の後方支援として退院調整を行い，在宅への退院を目指す患者や，医療依存度が高く在宅や施設での退院後の生活が困難な患者が入院している。

　医療療養型病棟におけるポジショニングでは，老化により徐々に機能が衰えフレイル状態となった患者に対し，安楽に口からおいしく食べていただけるよう支援していくことが最も重要なことである。本項目では，医療療養型病棟における実践例を紹介する。

患者紹介

D さん：80 歳代，女性

入院時の経過：パーキンソン病を発症し，内服治療開始となった。その後 1 年半，在宅で療養していたが，誤嚥性肺炎を発症し，他病院への入退院を繰り返していた。在宅では夫が D さんの介護をしており，食事はベッド（リクライニング位 60 度以上）にて全介助で普通食を摂取していた。今回，在宅での療養中，食事時のむせが頻回となり，食事摂取量の低下を認め，当院へ入院となった。入院時るい痩と皮膚乾燥，座位耐久性の低下，注意障害，摂食嚥下障害を認めた

既往歴：慢性閉塞性肺疾患（COPD）

ADL：パーキンソン病〔ホーン・ヤール（Hoehn-Yahr）重症度分類 Stage IV〕，一部介助〜全介助

姿勢のアセスメント

　両上肢の自動運動は可能だが，動作がぎこちない筋固縮がみられ，ベッドからの起き上がり，立位，座位動作では介助を要した。車いす座位は可能だが，10 分経過したところで疲労感が出現し，ベッドに戻りたいと希望したこと，るい痩や活動性の低下などからフレイル状態であることが予測された。

食事開始から体位が崩れることなく，表情が穏やかに食事摂取できること，食事開始時に自力で食事摂取できることを目標とした。

ベッドで食事摂取する場合，足底が接地していないと，姿勢の安定が図れない。そのため，クッションを用いて足底接地を図った。足底接地はずれ予防だけでなく，咀嚼力の向上や咽頭残留の減少，咳嗽力が上昇することで誤嚥リスクの軽減にもつながると考える（図10）。

スプーンを把持する，食器を支える動作が可能であり，ベッドリクライニング位45度に設定した。両上肢の自動運動は可能であったが，自力摂取時にスプーンを把持して食べ物を口腔内に運ぶ際にこぼれる，途中で動作が止まることがあった。両肘関節部にクッションを挿入することで，オーバーテーブルと肘の高さが同じになりスプーンで食べ物を口元へ運ぶ際にこぼすことがなくなった（図10）。

摂食に対する意欲があり，ポジショニングを調整しオーバーテーブルに食事を配膳すると，自ら箸やスプーンを把持し食べ物を口元へ運ぶ動作が見られた。咀嚼嚥下中に次の一口量を口腔内に入れることがあったため，摂食ペースについて声かけを行った。また，食事開始から10分が経過したところで，摂食動作が緩慢となる，食べ物に対する集中力が低下するため，手添え介助へ変更とした。全量摂取を目標とはせず，食事摂取時の疲労感の観察を行い，食事時間を20分間に設定し介入した。

Dさんは，食事中「おいしいね」と笑顔で話すことがあり，夫は，Dさんが自ら箸やスプーンを使用して食事摂取している場面を見て，「びっくりしたよ。家では自分で食べないから食べさせていたんだよ」と驚いた表情を見せた。安楽なポジショニングを提供することでDさんは笑顔を見せるようになり，食べる意欲につながったのではないかと考える。

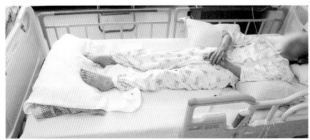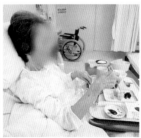

図10　足底接地を行った様子（左），食事時の姿勢調整を行った様子（右）

　適切なポジショニングを実践することで，誤嚥性肺炎を発症することなく経口摂取を継続して行うことができた。また，自宅では全介助であったが，短時間であれば箸やスプーンを使用した自力での食事摂取が可能となり，Dさんだけでなく夫もとてもよろこんでいた。

　パーキンソン病を発症し，ADLが徐々に低下し，嚥下機能障害による誤嚥性肺炎を発症する中で，Dさんは自分で食べたいという強い思いをもっていた。安全・安楽なポジショニングを提供することで，短時間ではあるがDさん自身でスプーンを把持し，食べ物を食べることが可能となり，Dさんの希望に寄り添える看護が実践できた。食事摂取時の疲労感を軽減し，患者にとって食事がおいしいと実感できる瞬間を作るためには，POTTプログラムは有効であると考える。

（湯浅愛）

地域包括ケア病棟における実践
皆で食べるよろこびを感じるための POTT プログラム

　広島記念病院（以下，当院）は，消化器疾患が主な対象となる 200 床の急性期病院である。2015 年度より地域包括ケア病棟を開設し，急性期医療と在宅医療をつなぐ役割を担っている。当院の地域包括ケア病棟は，高齢患者が大半を占め，当院や近隣施設での急性期治療後 60 日を限度に，退院へ向けた準備・調整を行っている。そのなかには，摂食嚥下リハビリテーションを行い，摂食嚥下機能の向上を図る患者も少なくない。摂食嚥下障害を有する高齢患者は，全身の筋力低下を伴っている場合が多いため，食事摂取時のポジショニング技術は，安全・安楽な自立支援を促すために大変重要であると考える。

　本項目では，地域包括ケア病棟における実践例を紹介する。

患者紹介

E さん：70 歳代，男性，右利き

入院中の経過：アテローム血栓性脳梗塞発症後，右不全麻痺あり。摂食嚥下障害を認め，胃瘻造設施行。約 10 か月間，経口摂取がなく，自宅療養していた。「ご飯が食べたい」と経口摂取を希望していたが，前院では，経口摂取の許可が得られていなかった。今回，発熱を認め，尿路感染症の治療目的にて当院へ入院

　入院後，抗菌薬治療にて発熱は改善，呼吸状態も安定して経過。胃瘻から栄養剤の注入は継続されていた。唾液嚥下ができていたため，嚥下内視鏡検査を行い，嚥下機能評価を施行した。藤島の摂食・嚥下能力のグレード「II：中等症 Gr.5，一部（1〜2 食）経口摂取が可能」であり，嚥下調整食分類 2021 0+ より嚥下訓練，経口摂取開始

入院時の栄養状態：BMI 16.6，ヘモグロビン値 11.6 g/dL，血清アルブミン値 3.8 g/dL，総タンパク 6.8 g/dL

既往歴：左慢性硬膜下血腫，症候性てんかん，咽頭がん（化学療法・放射線療法後）

コミュニケーション：失語症状はあるが，2〜3 語の簡単な会話は可能。理解力あり

ADL：右不全麻痺あり〔右上肢 MMT（徒手筋力テスト：manual muscle testing）1，右下肢 MMT2〕。日常生活自立度：B2（ベッドからの起き上がりや車いす移乗に一部介助が必要）

介護度と利用中の社会資源：要介護 4。訪問看護 1 回/週，デイケア 2 回/週

キーパーソン：妻（E さんと同居）。毎日面会あり。入院前は，E さんの前で食事をすることに気兼ねし，E さんに見られないように食事をしていた

アセスメント

　摂食姿勢では，右上肢に軽度の拘縮が見られていた。座位時には体幹が右側に傾き，左手で肘かけや手すりを持たないと座位姿勢を保持できない状態であった。体幹バランスが不安定であり，経口摂取を進めるにあたり，姿勢調整が必要であると考えられた。また，左手による食具の把持（利き手交換）が必要であると考えられた。

　摂食嚥下評価では，右鼻唇溝の低下や右口角下垂を認めていたが，口唇閉鎖は可能であり，含嗽も水が口角から流れ出ることなく実施できていた。舌の運動障害も軽度であり，下顎の運動も良好であったことなどから，脳梗塞後遺症による運動障害は軽度であると考えられた。姿勢の崩れがなく体幹が安定していれば，捕食し口腔内で咀嚼・食塊形成でき，口腔から咽頭へ食塊を送り込むことは，十分に可能であると考えられた。

　しかし，10 か月間にわたり経口摂取が中止されていたことにより廃用性の筋力低下を認め，このことが E さんの摂食嚥下機能の低下の主な原因と考えられた。また，高次脳機能障害の影響により，軽度のペーシング障害を認めており，摂取ペースが速いため誤嚥や窒息を起こす危険性も考えられた。

目標および計画

短期目標：①座位保持の安定，②左手による捕食動作の獲得

1 か月後：経口摂取量が安定し，胃瘻注入を中止し自宅へ退院することができる

長期目標：嚥下訓練の意欲の維持・向上を図り，自力摂取ができる

　計画は，間接訓練を行い，食事形態の改善と摂取量の増加を図ることをチームで共有した。

ポジショニングの実際

　標準型車いすを使用し，座面へ低反発クッションを挿入した。下肢は，フットサポートから床に降ろし，両足底が床に設置するようにした。右上肢は，車いすのアームサポート（肘かけ）からテーブルの上に乗せて安定させ，体幹のバランスを図った。左上肢を動かしても体幹の崩れがないことを確認した。

病棟看護師や看護補助者，妻，食事援助に携わる者すべてがEさんの食事姿勢の調整を実践できるよう，写真をベッドサイドへ掲示して統一を図った（図11）。

　Eさんは，すぐにポジショニング内容を理解し，自分で右手をテーブルに乗せる行動が見られた（図12）。妻もEさんの食事摂取を見守り，食事摂取中に姿勢が崩れないか，左手で食事を口にうまく運べているかを確認することができるようになった。

評価

　適切なポジショニングによりEさんの食事摂取姿勢が安定し，自力摂取を促進することができた。そして，食べるよろこびを支え，食事摂取や嚥下訓練への意欲が高まった。嚥下訓練は順調に進み，最終的に嚥下調整食分類2021 0+から嚥下調整食4まで進めることができた。Eさんは，左手で介護スプーンや介護箸を使用し，咀嚼不良や早食いなどなく米飯や一口大サイズのおかずを自力摂取することができるようになった。胃瘻への注入は中止となり，入院から約2か月後に自宅退院した。

　退院後，訪問看護師より写真付きの手紙が当院に届いた。そこには，「奥様は，これまでEさんに隠れて食事をしておられましたが，今は2人一緒に楽しく食事をされています」と，綴られていた。10か月間，口から食べることができなかったEさんがおいしそうに食事をする姿は，Eさんの家族だけでなく，筆者ら皆を笑顔にさせてくれた。

（武田温子）

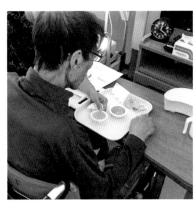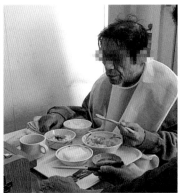

図11　右上肢の位置調整がわか　図12　食事摂取場面の実際
りやすいようにベッドサイド　・体幹は安定し，姿勢の崩れはない
へ掲示した写真

精神科病院における実践
認知症高齢者に対する食支援とPOTT

　精神科に入院する認知症高齢者は，認知症の中核症状の進行，BPSD（behavioral and psychological symptoms of dementia：認知症の行動・心理症状）から出現する症状や内服薬の副作用，加齢の影響などにより，自立した食事摂取を行えないことが多い。これらの状況のなか，草津病院（以下，当院）では精神科における食支援の基本を，①精神症状の安定（薬物療法，非薬物療法など），②口腔ケア（QOLの向上），③適切な食形態の提供（誤嚥防止，生きる意欲の向上），④ポジショニングの工夫（すべてのケアの基本）として取り組んでいる。

認知症患者のポジショニングの目的

　認知症患者にとって食事摂取時のポジショニングの目的には，姿勢の保持，誤嚥防止など口腔嚥下機能の代償，食の安全，食べる意欲と継続のみではなく，視野の確保による食物認知，食事開始への動機づけや食の楽しみを引き出し，食べることにつなげることも含まれる。

「生活のしづらさ」に焦点をあてる

　認知症は原因となる疾患や病態，そして発症からの経過は人によって大きく異なる。ポジショニングの実施にあたっては，認知症患者の「今」を大切にするとともに，認知症の進行に伴うリスクを予測しながら「生活のしづらさ」に焦点をあてて介入することが重要である。したがって，ポジショニング実施時は，①日常生活から認知症の進行に伴う障害を見抜き，排泄や食事場所への移動の介入など日常生活行動を支援する，②食事場面での介入では，献立を説明，実際に見せる。過去の食事の記憶から献立を連想させるのではなく，実物を見せて提示する。

　また，1人で食事用具を使用できなくても，介助があれば持つことができる場合には，できる力や残されている能力を活用させ，食事を食べる気持ちを引き出す働きかけが必要である。つまり，食事であることを認識し，安心して食事に集中できる環境の設定，信頼できる人間関係がポジショニングの介入の前提となる。

F さん：70 歳代，男性，身長 162cm，体重 39.2kg（BMI 14.9），Alb3.0g/dL，TP7.0g/dL，SpO$_2$95％，日常生活自立度 C-2，MMSE13 点

入院までの経過：アルツハイマー型認知症，うつ病により介護老人保健施設入所中に抑うつ状態が持続し，入院 2 か月前からほぼ寝たきり状態である。抑うつ状態に伴う食欲低下により栄養摂取不良，脱水症状となった。今回，誤嚥性肺炎を発症し，看護，介護時に著しい拒否，大声が出るために当院に入院となる。向精神薬（抗精神病薬，抗うつ薬，睡眠薬）を服用中であった

ADL：2 か月前より部分介助から全介助レベルとなる。歩行はつたい歩きができていたが，転倒を繰り返し，車いすを使用していた。次第に車いす上での姿勢保持が困難となり臥床傾向となる

家族からの希望：若い時から甘い食べ物が好きだった。最後に一口でもいいから口から食べさせてあげたい

入院時の姿勢アセスメント

　麻痺はなし。右上肢はやや動かすことができるが，左上肢は前胸部につけたままで伸展しようとしない。両上肢とも動かすと振戦があり，全身の筋緊張を認めた。下肢では，膝は軽度屈曲しているが，屈伸は可能だった。頭部は後屈し，頸部は伸展し，車いす座位では上体が斜めに傾き，車いす座位保持は困難であった。廃用性の筋力低下のみでなく，内服薬の影響（薬剤性のパーキンソニズム，過鎮静，起立性低血圧，胃食道逆流など）を考慮し，急激な姿勢調整による循環動態の変化を避けるとともに誤嚥を防止した対策が必要だと考えた。

チームでの目標

　スタッフが近づくだけで大声を出すなど，F さんの拒否は著しかったため，短期目標は，誤嚥を防止できるリクライニング位の保持が拒否なくできるようになることとした。長期目標は，2 か月前には一部介助でできていた安定した摂食姿勢を維持できるように，車いす上での座位保持が（30 分〜1 時間）できることとした。

ポジショニングの実際

　入院当初から褥瘡の発生を考慮して褥瘡専用マットを使用した。F さんは，自力で頸部を回旋して唾液や痰を出すことができる仰臥位を好み，体位交換時には

枕を投げるなど著しい拒否があった。拒否を受け入れ，まず，仰臥位のリクライニング位を保持できるように取り組んだ。リクライニング位の介入は段階的に実施した。リクライニング位実施時に背抜き，足抜きを必ず実施するなど心地よいケアを行った。ケア開始時と終了時には声かけや「ありがとう」の言葉がけなど，コミュニケーションを図った。笑顔やうなずきなどの反応も出てきた。日中の臥床時は，リクライニング位15〜20度とした。経鼻経管栄養が開始となり，経管栄養注入時はリクライニング位30〜45度とし，注入後1時間はリクライニング位30度を保つ，また，就寝時はリクライニング位10〜15度とした。

　車いすでの座位保持に関しては，リクライニング位45度以上で頭頸部の安定後，頸部を少し前屈できるようになった21病日から端座位訓練から実施し，車いすに移行した。

　経口摂取は，発熱もなく全身状態が安定して唾液嚥下がスムーズになった14病日から開始した。リクライニング位30度で，1%とろみ水を，お茶は舌で押し出すなどしたため，好物の甘味の強いジャムをとろみ水で溶かすなどの工夫を行うと開口し，少しずつ経口摂取できるようになった。嚥下評価を実施し，食事場面でのむせ，食べかた，痰の増量，発熱など誤嚥の徴候を観察しつつポジショニング，食事形態を変更した。

ポジショニングの工夫

　廃用性の筋力低下や関節拘縮の進行を防止するとともに内服薬の影響による姿勢の崩れや胃食道逆流を防ぐように工夫した（図13，14）。また，安定した座位保持から食事摂取に向けて意欲を引き出す工夫を行った（図15，16）。

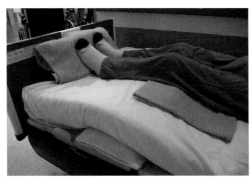

図13　ずれ防止の工夫
ベッドの上体側の可動部より少し上に骨盤部を合わせ，膝関節部のベッドマットの下にクッションを挿入した。また，膝関節と大腿部の隙間にバスタオルを敷いた。これらの工夫により膝関節部の緊張が緩和，軽減し，ずれを防止した。

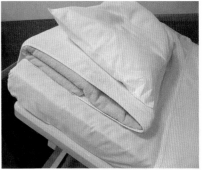

図14　頭頸部角度の調整の工夫
頸部角度を調整できるように，たたんだバスタオルを大きめのバスタオルで包みその端をマット下に入れた。これにより枕がベッド中央まで下がらず，頭部が固定でき，寝る姿勢を保つことができた。また，頸部の角度もバスタオルの調整で維持でき，唾液嚥下時のむせも少なくなった。

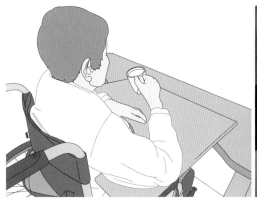

図15　上肢の活動性を持たせる工夫

厚紙で自分専用のテーブルを作成。両上肢を置き，頸部と肩周囲筋群の緊張を緩和することで飲み込みやすくする。また，支持面を広くすることで安定した姿勢で自力摂取につながるように工夫した。テーブルを継続的に使用することで左上肢の屈伸が可能となり，安定した姿勢を保持できるようになった。

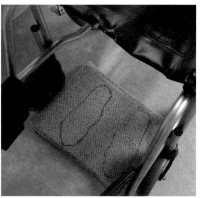

図16　下肢の活動性を持たせる工夫

固い厚紙を滑り止めマットで巻いた幅広く安定性のある足台を作成した。体幹保持と頸部前屈が容易にできるように，膝関節90度での足底接地，また，膝関節より手前に足底が入るように工夫した。足台に描いた足型を見て自然と足を置くようになり，姿勢調整を無理なくできるようになった。

評価

　Fさんは，これまでずれ防止のために大腿部の下に多くのポジショニングピローを挿入していた。これが，骨盤の後傾，腹部の筋肉の緊張，腹圧の上昇によるポジショニング時の気分不良につながったと考え，適切なポジショニングを実施した。実施後より湿性咳嗽はなく，大声や奇声の頻度は減少した。また，誤嚥性肺炎の再発なく経過した。病棟スタッフによる日常生活援助としての適切なポジショニングの介入が継続的に行われ，安定したリクライニング位が保持できるようになった。NSTが介入し，必要栄養量を確実に摂取できるようになり，褥瘡の発生はなく経過した。

　また，7病日より薬剤が調整され，抗うつ薬，抗精神病薬が減量，中止となり，頭部の後屈，頸部伸展も徐々に改善して安定した車いす座位が可能となった。これらのことが誤嚥を防止し，姿勢保持や摂食嚥下障害の改善の要因になったと考える。食事摂取の自立に伴い自分のテーブルを使用したことで，食べ物をこぼすことも少なくなり，エプロンの着用を中止すると笑顔が見られるようになった。安定した座位保持が可能となったことで，42病日には嚥下調整食2−2に移行した。また，口腔ケア，排泄，入浴といったADLが一部介助で実施できるようになった。Fさんは，不良姿勢が苦痛であるという訴えをポジショニングを「拒否」することで表現していた。拒否を受け入れ，できるポジショニングか

ら開始し，不良姿勢となったきっかけや要因を多職種で検討して継続的に実施した。その結果，ADL は全介助から部分介助レベルとなり，QOL は大きく向上し，入院前の施設への再入所に至った。

認知症患者のポジショニング実施時のポイント

- 安心：あいさつ，理解度に合わせたポジショニング実施時の説明を行う。
- 安楽：苦痛を言語化できないことがあるため，表情や呼吸の変化，全身の筋緊張などを評価する。
- 安全：ポジショニングの目的とリスクをチームで共有する。
- 機能的：四肢の動かしやすさ，嚥下のしやすさなど身体機能を維持できるようにする。柔軟に対応し，固定ではなく次への動作を考慮する。
- 再現性：看護師，介護福祉士，作業療法士など多職種がポジショニングを実施する。ポジショングを再現できるようにリクライニング位の印をベッド柵に付けたり，リーフレットを作成するなど工夫する。

（中村清子）

精神科で POTT プログラムを
継続したことで見えてきたこと

　POTT プログラムを導入して 5 年目，病院の中の変化を紹介する。

　筆者が勤める精神科病院の精神科救急病棟では，ポジショニングのトレーニングを重ね，看護師が隔離室対応時の身体拘束実施時，床マット使用時に誤嚥を意識したリクライニング位を実施できるようになった。さらにポジショニングと口腔ケア，食事形態の工夫等により，入院時の持ち込み以外の誤嚥性肺炎の発生は少なくなったと感じる。医師からは，「ポジショニングや口腔ケアはできている？」「姿勢は大丈夫？」等とポジショニングの工夫，実施，確認の指示が出るようになっていった。入院時から実施するポジショニングは，早期の食事開始に結びついているように考えられ，病状が回復した患者からは，「唾液が飲み込みやすくて，呼吸が楽だった」「眠りやすかった」などの声を聞くようになった。

　また，認知症治療病棟では介護福祉士が，患者に合った車いすのポジショニングを継続する工夫をいろいろと試みた。車いすのバックレストに患者の名前を記載すると，車いすやポジショニング用品の移動や紛失がなくなり，「これは，私のものよ」「楽だから，他の人にもしてあげて」など，患者からの反応が生まれ，車いすを探すという手間がなくなり業務改善にもつながっていった。

　各病棟では，ポジショニング継続のための研修会を看護師，介護福祉士がスタッフへ行うことを心がけ，知識や技術の習得のみでなく，不良姿勢を体験するなどの工夫もしている。ポジショニング実施時のポイントを「安全・安楽」「誤嚥防止」「介護のしやすさ」とし，実施後の評価と情報共有を行っており，これらの取り組みがポジショニング継続につながっていると考えられる。

　精神科に入院する患者の多くは，著しい精神症状や認知機能障害により日常生活のさまざまな場面で困難に直面し，また，適切なコミュケーションを図ることができない。精神状態の悪化時にも不良姿勢は発生するため，ポジショニングの実施にあたっては生活障害，身体機能の変化を捉え，その苦痛を受容し，温かい声かけを行い，不良姿勢による障害についてのわかりやすい説明から開始することが大切であると感じた。また，ポジショニングは，誤嚥や身体機能の低下を防止するといった治療的側面だけではなく，患者の意思の尊重とその実現に向けた生活機能の維持，改善といった精神的支援やリハビリテーションにつながる重要な取り組みであると思う。今後もポジショニングの取り組みを振り返りつつ，1人でも多くの患者の回復を支援できるように POTT プログラムを継続していきたい。

（中村清子）

在宅における POTT プログラムの実践
認知症夫婦の日常を支える食支援

　ライフスタイルや社会環境の変化に伴い，在宅療養を選択する人が増えている。嚥下障害のある人への支援では，病院ほどの厳密な食事管理が難しく，また，介護負担軽減のために多職種がサービスにかかわることなどから，統一したサービスを提供するためには工夫や柔軟な対応が求められる。今回，誤嚥性肺炎加療後全介助レベルで退院となった G さんと認知症の妻，2 人の生活を介護サービスの利用で支えた食支援の事例を紹介する。

> **患者紹介**
>
> **G さん**：90 歳代，男性，要介護 4
>
> **入院前の状況**：左被殻出血発症後，右半身不全麻痺があり，認知機能の低下も見られる。訪問介護を利用しながら認知症の妻と 2 人で生活していたが，誤嚥性肺炎を発症して入院。環境変化による BPSD の悪化（易怒性，ケア抵抗，暴力行為，自傷行為）が著明になり，抗菌薬点滴加療，早期に経口摂取を開始し，在宅療養に移行した
>
> **希望や価値観**：会社を起業して夫婦 2 人でがんばってきた。病弱な妻のことが心配なので，ベッドを並べての生活が一番安心できる。老後のために建てた家で妻と 2 人，静かに穏やかな生活を続けたいと考えている
>
> **退院時の状況**：リクライニング位 30 度での嚥下造影検査（videofluoroscopic examination of swallowing：VF）では水分（中〜濃いとろみ），きざみ・とろみ食（嚥下調整食分類 2021，コード 4）ともに喉頭侵入・一部誤嚥を認めた。臼歯の咬合はなく，SOAS（SAKODA 式包括的口腔アセスメントシート）35 点。外部観察による咀嚼運動評価は下顎単純上下運動で，下顎運動に応じて口唇の開閉口が見られるステージ III であった。また，疾患や加齢による退行性変化も見られており ADL は全介助レベルである
>
> **強み**：
> ・食欲があり，意思表示は明瞭。聴覚・嗅覚は敏感で，咳嗽力はあり
> ・手足を少しずつ動かしてクッションを外し，ベッド上での小さな体位変換ができる
> ・自宅では，なじみの関係であった訪問介護の利用を継続できる

　Gさんは，右半身麻痺があり，痙性による筋緊張の亢進，胸部・骨盤ともに正中位での保持が困難で非対称姿勢であった（図17）。骨盤後傾位・頸部屈曲回旋（正中位では分離運動可能）が見られた。左手での柵の把持による体幹の回旋・左膝立て，腰上げは可能で，右側臥位は自力でとることができる。体幹のねじれが強いため，姿勢が崩れやすく，拘縮の進行も予想されたため，食事姿勢は体幹のアライメントの修正を行い，体幹の支持性を確保して姿勢制御機構が働きやすいように環境を整えたうえで，POTTプログラムベッド上ポジショニング基本スキルに準じて頭頸部や上下肢・足底へのサポートを行った。

チームでの目標と支援の実際

　在宅支援にかかわるチームでの長期目標は，日常スタイルや生活リズムを崩すことなく在宅療養が継続できることと，食事をおいしく安全に食べることができ，誤嚥性肺炎による入院を回避することとした。退院後2週間以内に，ケアスタッフ全員が食事姿勢を含めた食事環境の調整と食事ケアを実践でき，Gさんが安全に食事を摂取できることを目標にケアスキルの定着を図った。具体的な支援計画を以下に示す。

支援計画

● **食事環境の調整，統一した食事形態の提供の確保**
　生活に視点を当てたサービス提供時間帯の設定を行い，Gさんの食前の機能的口腔ケア開始に合わせて，台所で調理や食事準備を開始する。調理の音・匂い・会話・口腔刺激などの五感を駆使して食べる準備を整える。
● **食事形態の調整：ムース食：コード3（宅配）・中間とろみ水・水分ゼリー**
事前学習
・とろみ水やゼリー水の作り方を実習する。
・適切な食事形態であるかをチェックし，試食により咽頭付着の感覚や交互嚥下

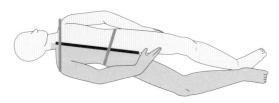

図17　Gさんの姿勢

による咽頭残留除去の方法を体験し，共有する。

ケア提供時
・食事準備と食事形態の確認：台所に掲示してある手順書に沿って行い，提供前には再度確認を行う。
・食事介助：食事姿勢を整え覚醒状態の確認を行う。一口目は冷たい水分から開始し，嚥下確認後に食事を開始する。
・一口量は3〜4g（ティースプーン1杯），一口一嚥下を原則として，交互嚥下により咽頭残留を除去する。

● ケア方法の指導・技術定着
ケアスタッフは訪問看護に同行し，食事ケア技術を習得する。

食事姿勢
体幹アライメントの調整後，POTT スキルに準じてベッド上での食事姿勢を整える。姿勢の整え方は写真を交えた手順表を参考に実践・確認する。

動き方・動かせ方の確認と指導
声かけは落ち着いた声で，協力を得ながらゆっくりと動いてもらう。ケアは，温かく心地よい刺激を感じられるようにタッチに留意する。技術の見直しとサポートは，看護師・訪問介護サービス提供責任者が行う。

● 直接訓練（食事摂取介助）
訪問看護では直接訓練として食事介助を行い，口腔嚥下機能の評価，身体状況の観察と，関係職種との相談・指導を実施する。

● 生活環境・療養環境の整備
療養環境：居室に妻とベッドを並べ，ベッドは3モーターベッド，マットレスは静止型ハイブリットマットレスを使用

1日3回の食事は訪問ヘルパー12人（合計）が支援を行った。各々が訪問看護に同行し，食事準備から，食事姿勢を整え，食事介助，食後の観察までを見学・実施・フィードバックによる手技の再確認を行った後，実際のケアを開始した。また，新たに加わったスタッフにはサービス提供責任者やコアスタッフが同行指導を行い，知識と手技の伝達を行った。

訪問看護では直接訓練と評価を行い，日々のケアの効果を可視化・言語化してチーム内での情報共有やフィードバックを行うとともに，必要時には手技の見直しやスタッフへの相談・指導を行った。

　Gさんは，ほとんどの動作に介助が必要で，身体を自分で自由に動かすことが難しい状態であった。そこで，食事を生活のなかの活動の一部として位置づけ，24時間の姿勢管理のなかで安定した食事姿勢のポジショニングが確保できるように留意した。食事姿勢を整える際には，ケアを通した動きのなかで自発的な動きを誘導して身体の動揺を抑えるとともに，筋緊張を緩和し，クッション類を使用して体幹の支持性を確保した。姿勢調整機構を整えた安定した食事姿勢をとることで，有効な咀嚼嚥下運動が引き出せるように工夫した（**表1，図18**）。

　ケアを行っていくなかで，体幹のアライメント修正が難しい，またスタッフによってバスタオルの入れ方が異なっておりすぐに姿勢が崩れてしまうという相談があり，福祉用具貸与サービスを利用してナーセント®Exロールクッション（アイ・ソネックス株式会社）を導入，使用した。肩から体幹，骨盤までを一体的に支え支持性を持たせるように変更し，姿勢修正が簡便になった。

表1　食事姿勢を整える手順

❶　食前のおむつ交換時を利用して足部や骨盤の緊張緩和を行う
　1）摩擦軽減シートを敷き，骨盤を掌で押さえ，左右にゆっくりと5回揺らす。股関節や膝の間を緩めることができる
　2）声かけや誘導により左手で柵を把持して右向きになり，右斜め上に上半身を伸ばすようにして柵を引いてもらい，体幹の回旋を誘導しながら体幹ストレッチを行い右側臥位になる
　3）おむつ交換終了後，寝位置を適正な場所へ整える
　　　左足の膝立てや腰上げなどは，声をかけて協力動作を得ながら上方移動を行う
❷　クッション類で体幹アライメントの修正を行う（**図18**）
　1）左右の骨盤の高さが同じになるように，腰部に座布団やクッションを敷き込む
　2）右肩から肘の下・体幹に沿わせて細長く折ったバスタオルを敷き，肩のラインと骨盤のラインが水平になるように整える（足元から姿勢を見るとわかりやすい）
❸　POTT基本スキルの7つのポイントに沿ってリクライニング位30度姿勢を取り，頭頸部の調整も行う
　　　姿勢の整えかたや食事介助の留意点・中止基準などは，手順書で視覚的に確認し点検を行う
❹　食事終了後は左側臥位頭側軽度挙上位とし，ケアスタッフ不在の時間帯には自分で自由にクッション類を除去してもらう

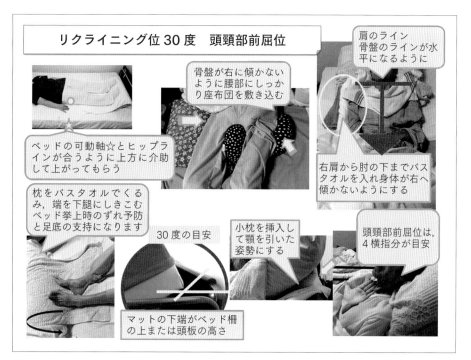

図18　確認事項を視覚的に整理した手順書

評価

　先行期へのアプローチとして，ケアを利用して覚醒を促し，協力動作を得て体幹の支持性を高めたうえで姿勢調整を行った。また，生活音や匂い，気配，環境など，日常のすべてを利用して感覚を刺激し食べる準備を整えると，食前の口腔ケア後には咀嚼様運動が出現し，口を指さして食事を催促するような仕草があり，食事摂取にスムーズに移行できた。栄養評価では筋骨格量と相関する％AMC（上腕筋周囲長），％CC（下腿周囲長）も維持されていた。KTバランスチャートでは全身状態，口腔状態，嚥下，栄養の項目で改善がみられた（図19，20）。約3年間のベッド上での生活であったが，褥瘡発生もなく，誤嚥性肺炎を回避して在宅生活を継続できた。亡くなる1週間前には極少量の食事しか口にすることができなくなったが，慣れ親しんだ日常のなかで食事姿勢を取ると開眼し，最期に冷たい経口補水液のゼリーをおいしそうに摂取し，ヘルパーと妻に見守られ永眠された。

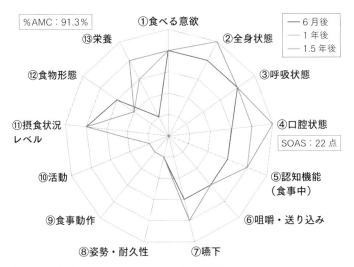

図 19　KT バランスチャートによる評価

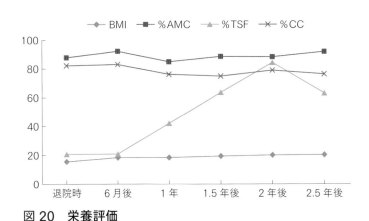

図 20　栄養評価

◆　◆　◆

　POTT プログラムに基づいた実践的学習の積み重ねは，統一された手技として，G さんに適した食事姿勢と食事介助の提供につながり，食事支援技術の質の向上に役立った。また，摂食状況の細かな変化は気づきとして記録・報告があり，職種間でのフィードバックにより，食事観察やリスクアセスメントが可能となった。「慣れ親しんだ環境のなかで妻と一緒に穏やかな毎日を送りたい」という本人の望みをチームの目標として共有し，尊厳を大切にしたケアリングマインドと POTT プログラムを活用した安全においしく食べるための実践の積み重ねがケアの質向上とリスク管理を可能にし，3 年余りの認知症高齢者夫婦の穏やかな在宅療養を支えることができた。

(定松ルリ子)

第 **4** 章

POTT プログラムを
伝える，拡げる

POTT プログラムを伝える教育

POTT プログラムは，技術と教育方法[1-3]で構成されている。教育の目的は，①正確なポジショニング技術を体験的に学ぶ，②職場や地域で技術伝承ができる指導力を向上させる，③新たな気づきや技術を共有することである。コンセプトは，「考えつつ行動する」「安全・安楽・効率性」「自己効力感の向上」である。

本章では，これまでの POTT プログラム研修会における教育や参加者の体験を統合した POTT プログラムの伝承・定着モデル（ロジックツリー）を中心に紹介する[4]（図1）。モデルは，「創る」「伝える」「定着する」「拡げる」を軸に，各々に具体的な内容を設定している。教育の企画者は，職場の現状を把握し，伝承・定着モデルのあてはまった箇所から開始する。

技術伝承の方法

POTT プログラムの技術伝承は，①現状アセスメント（スタッフのスキル），②目標設定（対象者やスキル）・計画，③研修会実施，④スキル評価・共有，⑤新たな目標設定，⑥患者への影響評価，効果の可視化のプロセス，で進める。

伝承計画と組織活動

教育や伝承は，チームリーダーを中心に伝承計画を立案する。「いつ，どこで，誰に」伝承するのかを施設・看護管理者，チームリーダーなどと相談しながら，組織的に取り組むことが望ましい。

研修会は，リーダー（コア）メンバーを対象とする研修から開始し，スタッフ向けの研修へと拡げる（図2）。看護や介護職は交代勤務であり，一斉研修は難しいため，伝承計画をもとに，図2の研修（A）修了者が研修（B）を行い，研修（B）修了者が研修（C）を行う，というようにリーダー・スタッフ研修を通してネズミ算式に伝承を繰り返し，全員のポジショニングスキルが合格レベルになるように計画する。

リーダー研修の対象は，病院・施設単位，病棟単位，在宅チーム，NST，摂食嚥下チーム等を対象とする。スタッフへの伝承は，職場単位でリーダーからスタッフへミニ研修や直接指導を行いながら進める。スタッフ研修は，食事ケアを担うすべての者を対象とする。

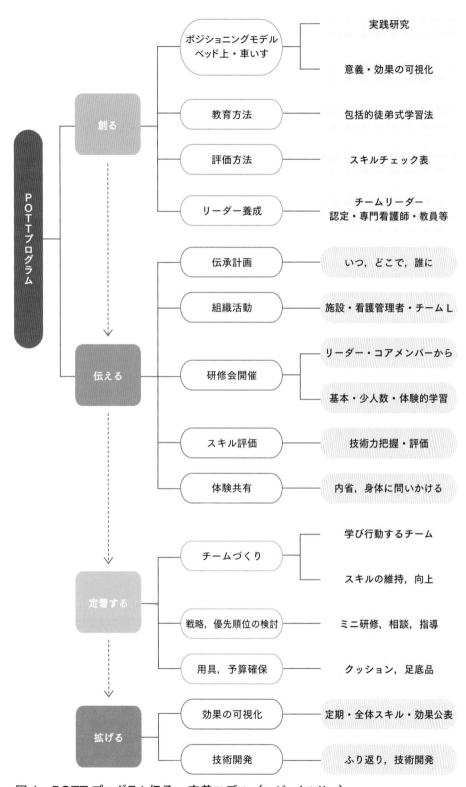

図1　POTT プログラム伝承・定着モデル（ロジックツリー）

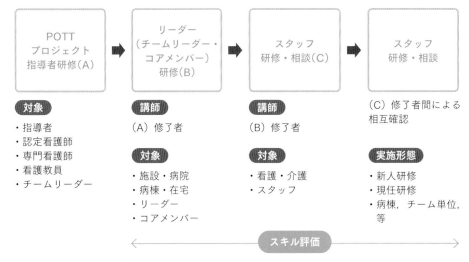

図2　POTT プログラムの伝承フロー

POTT プログラム研修の実際

　POTT プログラムの研修は，ベッド上と車いすでのポジショニングの実際を，基礎から少人数で，身体に問いかけながら体験的に学ぶものである[5]。

準備

・事前学習

　参加者は本書を含む関連図書や「POTT プロジェクト」のホームページ（7頁）を参考に事前学習を行う。

・グループ編成

　ベッド1台に4人前後で1グループを編成し，ファシリテーターを1名配置する。

準備物品（図3）

・ベッド上ポジショニング

　ベッド，枕，クッション（ピロー）各2つ，足底用クッション（ピロー）・足底接地用シート（またはバスタオル）各1枚，角度計，食事用テーブル，食品（ゼリー，粥等），トレー，スプーン，コップ，水。

・車いすポジショニング

　標準型車いす，バスタオル3枚，座面シート，食品，食事用テーブル，食品（粥，ソフト食等），トレー，スプーン，コップ，水。

　参加者：バスタオル，スプーン，タオル持参

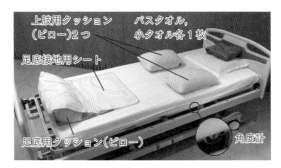

上肢用クッション（ピロー）2つ　バスタオル。小タオル各1枚
足底接地用シート
足底用クッション（ピロー）
角度計

図3　準備物品

研修会の進行（図4）

　研修会は，講義と演習を含み原則2～3時間で構成する。

　講義では，食事のポジショニングの基礎知識や根拠を30～60分程度で解説する。

　ポジショニングのデモンストレーションでは，ファシリテーターが介助者役を務める。患者役は，所属施設の看護管理者や教育担当者に依頼するとよい。ポジショニングを体験した看護管理者が「こんな研修をしたかった！」といった感想をもち，その後にPOTTプログラム導入のための組織的なマネジメント力が発揮された例もある[6]。それは，看護の質的向上により患者の食べるよろこびや食事環境が変わる等の好循環が起こるきっかけになっていた。

　演習では患者役と介助者役を交互に行う（**図5**）。ベッド上ポジショニングの進行は，①課題としていつも行っているリクライニング位30度で，自己のスキルを内省（リフレクション）する，②POTTスキルでリクライニング位30度，食前後ポジショニング，食事介助，③POTTスキルでリクライニング位60度，食前後ポジショニング，食事一部介助（自立支援），④リクライニング位60度からサポート物品を除去し，不良姿勢での食事体験，⑤食後のポジショニングとする。

　車いすポジショニングでは，車いすの調整，食事のためのポジショニング，食事の自立支援や一部介助を体験する。

　演習終了後は，各項目のスキルの合計点数を出して研修の前後を比較し，学びや気づきも記録しておく。続いてグループ内で自己の学びや課題，明日からできること等について意見交換し，全体発表で学びを共有する。

スキル評価（効果検証）

　新たなスキルを創造的に看護業務に取り入れるためには，まず自己評価と内省が求められる[7]。参加者は，POTTプログラムのスキルチェック表（8頁）に研修前・直後のスキル点数を記入したうえ，自己のスキルを客観的に振り返ってチャ

①講義：食事時のポジショニングのための基礎知識

②ポジショニングのデモンストレーション
　介助者：ファシリテーター2名。患者役：看護管理者などに依頼

③演習
　自己紹介をし，グループ内で患者役，介助者役（2名），補助者を決める
　●ベッド上ポジショニング
　　1）課題：いつも行っているリクライニング位30度〔時間調整のため2）から開始することもあり〕
　　　ポジショニング技術を内省（リフレクション）
　　2）POTTスキルでリクライニング位30度，食前後ポジショニング，食事介助
　　　患者役は全介助者を想定
　　3）POTTスキルでリクライニング位60度，食前後ポジショニング，食事一部介助
　　　患者役は食事が自立者を想定
　　4）リクライニング位60度から，不良姿勢を体験
　　　枕，足底シートを外し，食事，嚥下や体感の違いを言語化
　　5）食後のポジショニング
　●車いすのポジショニング
　患者役は食事の自立者を想定し，食前後のポジショニング

④グループワーク⇒全体発表⇒まとめ

図4　研修会進行

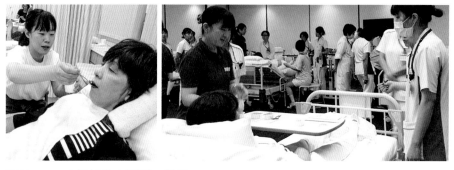

図5　コロナ禍以前の演習の様子

レンジメモ（スキルチェック表下段）を書く。

　企画者は，研修会後のアンケート調査により研修会の効果評価を行う。調査内容は，ポジショニング研修参加経験，スキル点数，ポジショニング効果，感想などである。

　研修会の全体評価は個々のアンケート欄に記入してもらい，その後の目標設定の参考にする。個人評価は研修前・直後・1〜3か月後の各時点で行う。チームや組織全体の評価では，個人の了解を得たうえで点数の推移を定期的に把握する。

　筆者らの POTT プログラム研修の効果研究では，研修前のスキル点は大きなばらつきが見られていたが，3か月後の評価では平均 19.1 点に達していた（対象者 177 人）[5]。この結果は，トレーニングを重ねると技術力が向上する証しになっている。効率的なスキルの実践については，食前のポジショニングには平均 4.2 分費やしたため，通常 5 分以内に実施することを目安としている。チームでの定期的な効果検証は，教育内容の見直しや新たな目標設定に有用である。

演習のファシリテーター

　ファシリテーターとは，グループや組織でものごとを進めていく時，その進行を円滑にし，目的を達成できるよう，中立的な立場から働きかける役割を担う人のことである[8]。演習ファシリテーターは，POTT プログラムのスキル合格者，技術伝承に意欲がある者を基本としている。

演習の進めかた

　ファシリテーターは，参加者が成人学習者であり，日常的にポジショニングや食事介助の経験があり，学ぶ意欲のある人の集団であることを確認しておく。演習前は，自己紹介をしてグループ全体の雰囲気や学習ニーズを把握する。演習中は，参加者の気づきを促し「P・N・P」（ポジティブ・ネガティブ・ポジティブ）でかかわる。具体的には，よいところを見つけてほめる，課題に気づいてもらう・主体的に行動できるよう助言し，最終的にグループ全体が成長できるように心がける。

　演習は，介助役・患者・補助役の順番を決め，役を適切に担えるように時間を管理しながら進める。実施中は介助者のポジショニングを見守るとともに，患者役の変化も見逃さないようにする。明らかに誤ったスキルの場合は，助言したり，ファシリテーターのスキルを示す。自分の身体をとおして多くの学びを得る機会になるため，全員が患者体験できるように効率的に進めることが重要である。

　演習終了後は，研修を振り返って自己評価をして，次の研修やスタッフ指導に活かしていく（表1）。

表1　ファシリテーター用評価表

内容	点	次回目標点
適切な環境をつくった		
参加者が理解できるよう指導した		
専門分野の知識や技術を示した		
効果的なフィードバックをした		
参加者に積極的に参加を促した		
時間管理ができた		
合計点（18点中）		

演習を振り返り，点数を入れる
できた：3，ほぼできた：2，もう少し：1，できない：0

新しい技術の定着のために

技術の定着により好循環が生まれる

　POTT プログラム研修の参加者は研修翌日から現場に戻り，実践が開始される。後日，「暗い表情がぱっと変わった」「試しに POTT プログラムを行うと自分で食事ができた」「むせずに最後まで食べられた」「胃瘻への栄養剤注入の時，いつも大声を出していた人が，姿勢を整えたら穏やかになった」などの感想が届く。地道に伝承や定着活動を行った施設では，病状の早期回復や誤嚥性肺炎の減少などが見られ，好循環が生まれている（図6）。

　ポジショニングの対象は，「患者（要介護者）」であり，食事のたびに必ず答えが返ってくる。よりよい答えは，小さな変化でも感動とともに自己効力感が高まり，伝承から定着への道がつながっていくようである。

食べるよろこびを拡げる

　POTT プログラムは新たな技術であり，学びながら参加者やスタッフに知識と基本的な技術を伝承し拡げていく。教えることは，学ぶことであり[9]，ともに成長する「ケアリング関係」により強化される。看護技術の定着は，長い年月がかかるため効率的な教育活動が必要である。誰もが使える基本技術として拡げるためには，短期・中期・長期目標と計画を設定して取り組むことが望ましい。

　短期計画では，ミニ研修等を開いてスキルの合格者を増やしていく。中期計画は，少人数の練習会などを設定し，研修会から3か月以内のスキルチェックに備える。長期計画は，新人や現任教育に組み入れ，優先順位の検討をしながら全体の技術力向上を図る。そのためには，チームリーダーやファシリテーターの育成も必要である。

　効果の可視化は，ベッドサイドへ写真を貼るなどの小さなことから，電子カル

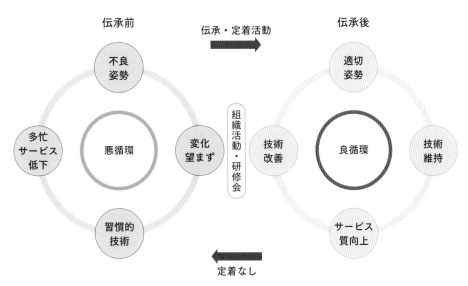

図6　POTT プログラム定着の効果

テでの情報共有，研究発表なども含まれる。いずれも，粘り強くチームで創意工夫し，患者や看護師の小さな変化を楽しみつつ共有しながら進めることが重要である。

　技術開発は，実践の中での困りごとやニーズから，安全で安楽で効率的なものを考える。筆者らが開発した足底用シートや POTT プログラム用バスタオルは，ポジショニングに関連するケアを形として示したものであり，教育方法の改善や食事環境を整えることにつながっている。

（迫田綾子）

引用文献

1）　川島みどり：看護の技術と教育．勁草書房，2002．
2）　Benner P, et al.：早野 ZITO 真佐子（訳）：ベナー　ナースを育てる．医学書院，2011．
3）　迫田綾子（編）：誤嚥を防ぐポジショニングと食事ケア．三輪書店，2013．
4）　齋藤嘉則：問題解決プロフェッショナル：思考と技術（新版）．ダイヤモンド社，2010．
5）　迫田綾子，ほか：誤嚥を予防する食事支援のためのポジショニング教育スキームの汎用化．平成 24-26 年度科学研究費助成事業研究成果報告書，2015．
6）　迫田綾子，ほか：研究から実践へ：誤嚥を予防するポジショニング教育プログラムの開発と技術伝承．第 50 回日本看護学会慢性期看護学術集会抄録集，p.88，2019．
7）　大串正樹：ナレッジマネジメント：創造的な看護管理のための 12 章．医学書院，2007．
8）　McCain DV, et al.：香取一昭（訳）：ラーニング・ファシリテーションの基本．ヒューマンバリュー，2015．
9）　屋宜譜美子，ほか（編）：教える人としての私を育てる：看護教員と臨地実習指導者．医学書院，2009．

全看護師へのPOTTプログラムの技術伝承を目指して

施設・入院患者の概要

　広島県の北部，中国山脈の中央に位置する庄原市は，高齢化率43.3％（2020年）の過疎化が進んだ地域である。庄原赤十字病院（以下，当院）は，病床数300床（一般病床のほかに，ICU，地域包括ケア病棟，医療療養病床を含む），急性期から在宅領域の患者までを「断らない病院」として，地域の医療を支えている。入院患者の多くは高齢者であり，肺炎，誤嚥性肺炎，脳血管疾患，認知症や加齢に伴う影響により食べられなくなる人が多いのが現状である。

　当院看護部が大切にしている三本柱の1つ「看護実践」の強化・向上を現場で進めるしくみとして「看護部会」がある（図7）。各部署に看護部会のリンクナースを置き，それぞれのリンクナースが中心となって看護実践をよりよいものにしようと活動している。

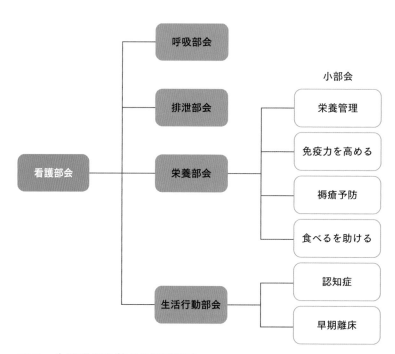

図7　生活過程を整える看護部会

POTT プログラム導入前のポジショニングの現状

当院での POTT プログラム導入以前，ベッド上での食事介助では看護師が自分なりに枕の入れかたなどを工夫していたが，介助の途中でずれや身体の傾きなどが起こり悩んでいた。身体がずれないように膝の下に枕を入れたり，食事介助の途中で身体が傾けば修正のために枕を入れるなど，その場しのぎの対応を行っていた。

今思い返すと，患者は不安や苦痛を感じながら食べていたと思い，申し訳ない気持ちでいっぱいである。

全看護師への伝承方法

なぜ筆者が，POTT プログラムを導入しようと思ったのか。そのきっかけは日本赤十字広島看護大学で開催された POTT プログラムの研修にある。特殊な器具を使うことなく看護師の技で姿勢を整える POTT プログラムを体験し，それによってもたらされる患者への影響の大きさに感動したからである。その感動を当院の看護師に伝えたい，そして看護師全員が POTT プログラムを習得できるようになって，実践したいと強く思ったことを今でもはっきりと覚えている。

POTT プログラムを導入するにあたり，研修を受けた筆者 1 人が指導者となり技術を広めていくことは，全看護師の研修参加まで時間がかかってしまうことが予想された。そんな時，1 人の看護師が「誰かに伝えることは，自分の自信につながる」とうれしそうに話してくれた。その言葉を聞いた時，私 1 人が指導者にならなくていい，POTT プログラムに興味を持ってくれる，よさをわかってくれる人を指導者として，仲間として一緒に技術の伝承をすればよいと。また，それがその人の成長につながるということに気づかされた。さっそく，当院でのPOTT プログラム研修会の開催を依頼した（**表 2**）。事前に研修会参加者には，院内で指導者となれるようにしっかりと学ぶようにと動機づけを行った。

研修受講後の看護師の声

・整形外科病棟では高齢者が多く，安静を強いられたり，直達牽引を行っている場合は食事時の体位がとりにくい状況となり，誤嚥リスクが高まる。直達牽引中のポジショニングをきちんと行い，誤嚥リスクを軽減し，安楽な姿勢を提供できるように必ずスタッフに広めていきたい（その後，当院での直達牽引中のポジショニングの方法を患者体験することで，技術を共有するための資料の作成に至った）。

・内科病棟では，ベッド上での食事介助を行うことが多い。その際，身体がずれたままで頭部を挙上させていることが多いことに気づいた。足底を着けなが

表 2　伝承のプロセス（2014 年）

3 月	当院で POTT プログラムの研修会開催（講師：迫田綾子先生） 　看護部会「食べるを助ける」のリンクナースが中心となり参加
4 月	看護部会「食べるを助ける」のリンクナース同士で伝達講習 ①今年度は，「ポジショニングに取り組みたい」「患者体験を中心に研修会を行う」ことを部会内で目標に決める ②お互いが指導者となることで，理解を深める ③看護部長，教育委員長に研修開催に関して相談する 　全看護師を対象とするため，研修場所，研修時間，研修方法に関して助言を受ける
4〜5 月	看護部会「食べるを助ける」のリンクナースが中心となり，師長・係長，各部会のリンクナースに研修を行う（患者体験を中心に実施） ①師長・係長への参加を促し，POTT プログラムのよさを知ってもらい，各部署での実施に協力を得る ②各部会のリンクナースを巻き込みながら，一緒に POTT プログラムを広げていくために共有する。現場での指導者を増やすことも目的とする
6〜8 月	各部署での研修（病棟以外の部署も実施） ①病棟では，部会のリンクナースが指導者となり，患者体験を中心とした研修会の企画運営を行う。看護補助者も参加 ②病棟以外では，認定看護師が実施 　8 月末には，看護職員（看護師，看護補助者）の 8 割が患者体験中心の研修会に参加した

ら，身体をしっかりと上方へと上げるなど，患者の身体の位置を見て，食べやすくなるように援助したい。

・今まであたりまえのように膝下に枕を入れ，頭部を挙上させていた。患者体験をしたことにより，患者にとってその枕がとても負担であることがわかった。明日からは絶対にやらない。

◆　◆　◆

　看護実践能力を高めようと取り組む看護部会で「今年は，ポジショニングに取り組みたい」という声が挙がり，さらに「患者によいことは，みんなでやろう」と考え，看護部会を中心として POTT プログラムを導入することができた。研修では，患者体験をすることにより，自分たちが提供する看護が患者にどのような影響を与えているのかを身をもって体験し，自身の看護ケアの振り返りにつな

げることができた。そこから学び，実践することで患者の姿勢が整い，笑顔で「おいしい」と言って食事を食べてくれるようになり，短期間に看護部全体で看護のすばらしさを共有することができた。

（竹岡雅美）

POTT コラム

患者体験が広げるケアの輪

　院内スタッフを対象とした POTT プログラムの研修を実施中，参加した病棟スタッフから「あの円背の患者さん，食事の時に車いすに座っても，『すぐにベッドに戻して』と言っていたのは，しんどかったからかもしれない」「あの人に試してみたい」という感想が語られた。POTT プログラムの研修を通して患者体験をすることで，患者が感じる不快さに気づいたスタッフは，患者の昼食時に POTT プログラムで学んだ車いすのポジショニングを実践するようになった。車いすの座面を調整したり，腰背部に端巻きタオルをセットするなど，研修を思い出しながら実践すると，普段であれば 30 分もしない間にベッドに帰りたいと訴えていた人が，1 時間程度，車いす座位を保つことができるようになり，食事の摂取量も増えた。効果を実感したスタッフは，今後もその人に苦痛なくおいしく食事をとってもらうため，端巻きタオルのつくりかたや当てかたなどをイラストにしてチームメンバーに声かけをしながらケアの統一を図った。他のスタッフもイラストを参考にして実践することで，食事時の座位時間が延長し，食事量を増やすことにつながった。

　POTT プログラムが大切にしている「体験から学ぶ」ことが日々のケアの実践に活かされ，成功体験が他のスタッフを巻きこんでケアの伝承につながる様子を見て，POTT プログラムの重要性を改めて感じることができた。このような成功体験を共有することで，ケアの伝承を継続していきたい。

（藤澤美江）

新人教育で取り組む POTT プログラム

施設概要

　広島県が設置主体である県立広島病院は，救急医療，脳心臓血管医療，成育医療，がん医療を柱とし，県内を俯瞰的な立場から見る基幹病院として高度急性期を中心とした医療を展開している。病床数は約 700 床，平均在院日数は 10 日程度，病床利用率は約 80％である。

　看護部では教育ラダーの活用や，指導体制の整備，研修会の実施等，人材育成の充実を図り，看護部職員の総合的な看護の質の向上に努めている。新人教育では，「医療機関受入研修」として他院からも新人看護師を受け入れ，新人看護職員研修を行っている。

教育方法

　新人看護職員研修プログラムは 18 日間にわたり，さまざまな内容の研修がある。その 1 つに「食事介助・口腔ケア・栄養管理」の研修があり，1 日かけて行う（表3）。

　研修では，前半に基礎的知識と技術の講義を，後半に POTT プログラムによる演習を行う。指導者は摂食・嚥下障害看護認定看護師 3 名が務める。参加者3〜4 名ずつでグループをつくり，指導者 1 人につき 4 グループを担当する。①ベッド上でのポジショニングと食事介助，②車いすでのポジショニングと食事介助，③口腔ケア体験，の 3 種類のブースを設ける。演習では，実施者と患者役以外の観察者は POTT プログラムのチェックシートの項目を 1 つずつ確認し，実施者が正確に実施できているかをチェック，助言し合う。また，指導者は，POTT プログラムを用いた場合と，用いなかった場合の体験を患者役に言葉で語ってもらうようにする。患者体験を通して新人看護師が，ケアを提供する側の視点だけでなく，ケアを受ける側の視点においても，食事介助の技術に関する学びを深められる場をつくる。

表3　新人研修プログラム（2018年度）

時間配分	内容	具体案
11：00〜12：00 講義	食事の介助（嚥下障害）	栄養管理について，嚥下の基礎知識，嚥下評価，食事介助の方法，嚥下食について，とろみの作りかた
13：00〜13：30 講義	口腔ケアの基礎知識	口腔ケアの意義，口腔ケアの方法，スワブ・保湿ジェルの使いかた
13：30〜14：00 講義	ポジショニングの方法	POTTプログラムによるポジショニング（ベッド・車いす），意義，リクライニング位30度・45度・60度（指導者によるデモンストレーション実施）
14：00〜16：15 135分	実習	①②③④グループ：　指導者A　⑤⑥⑦⑧グループ：　指導者B　⑨⑩⑪⑫グループ：　指導者C（詳細は下記参照）
16：15〜16：30	まとめ	グループごとの評価と発表
16：30〜16：45	片づけ	

実習欄の具体案：

①②③④グループ：
　指導者A
⑤⑥⑦⑧グループ：
　指導者B
⑨⑩⑪⑫グループ：
　指導者C

1G30分の演習
2G30分の演習
3G・4Gは車いす演習を実施する

① POTTチェックシートに沿ってベッド上演習
不良姿勢での食事介助を体験してみる

1. リクライニング位30度
2. 食事介助（ゼリー）
3. リクライニング位45度
4. リクライニング位60度

② POTTチェックシートに沿って車いす演習
1. 座面調整
2. 背面調整
3. オーバーテーブル設置
4. 介助摂取
5. 手添え摂取

③口腔ケア実施体験
1. スワブの使用方法
2. 保湿ジェルの使用方法

必要物品

ベッド3台，車いす6台，カットテーブル6個
オーバーテーブル3台
大クッション3個，枕12個
バスタオル6枚，フェイスタオル3枚
バスタオル12枚・フェイスタオル12枚
ゼリー，ムース食

研修生持参のもの
スプーン，聴診器，お茶500mL，手鏡，歯ブラシ

口腔ケア物品
スワブ，保湿ジェル

角度計
SpO_2モニター

◎各ブースの回りかた

	ベッド	口腔ケア	車いす	車いす	
	①G	②G	③G	④G	指導者A
30分	⑤	⑥	⑦	⑧	指導者B
	⑨	⑩	⑪	⑫	指導者C
	②	①	③	④	A
30分	⑥	⑤	⑦	⑧	B
	⑩	⑨	⑪	⑫	C
	③	④	①	②	A
30分	⑦	⑧	⑤	⑥	B
	⑪	⑫	⑨	⑩	C
	④	③	①	②	A
30分	⑧	⑦	⑤	⑥	B
	⑫	⑪	⑨	⑩	C

研修後の研修生の声

- 病棟では実際に食事介助を行っているが，患者体験をしてみて，患者さんが苦痛な体位で食事をしているということに気づいた。習ったことに気をつけてポジショニングを行えば，とても安楽に食事ができることを学んだ。
- 背抜きや足抜きについて知らなかったので，これからやってみようと思う。
- 以前働いていた病院では，このような学習をしたことがなかったので，目からウロコだった，これからは患者さんの気持ちになって実践できるようにしたい。
- 食事介助時のゼリーの設置位置や，食べさせかたについて知らなかったので，患者さんに実践したい。
- ベッドアップの方法を知らなかったので，今度からは足から上げるように気をつける。

POTT プログラムを用いた演習の効果

　POTT プログラムは，安楽なポジショニングを行ううえで大切な要素が明確になっているため，新人看護師にとって理解しやすく実践につなげやすい。また，チェックシートはケアの流れに沿って，確実に押さえたい項目が順序立てて記載されており，実践しながら重要事項を再確認することができる。指導する側にとってもポイントを押さえやすく，統一した指導が行える。

　新人看護師は患者体験をとおして，患者の立場に立った看護ケアの大切さを経験する。ある新人看護師は研修から半年後に，「あの時，患者体験をしたからこそ，患者が不良姿勢の時の苦痛を理解できるし，クッションなどを使って安楽に姿勢を保持することができる」と述べている。患者体験により，研修後の看護実践において，患者の立場に立った看護ケアを行うようになる。

（近藤泰子）

現任教育へのPOTTプログラム導入

施設概要

　筆者の勤務する共愛会病院の病床数は，一般病棟が135床，療養病棟が133床，障害者病棟が45床，地域包括ケア病棟が45床である。2016年度から，看護部で摂食・嚥下障害看護認定看護師を中心に嚥下チームを発足し，次年度から看護部職員全員に向けた現任教育としてポジショニング技術，食事介助技術の習得を広めるための研修を行っている。

教育方法

　2017年5月，POTTプログラムの研修を一般病棟，障害者病棟の看護師を対象に行った（**表4**）。看護部長もその研修に参加して体験し，研修会が終了した翌日に「研修会に感動した。これは院内研修を何回か開催して全職員ができるようにしてほしい。必要な物品は予算で購入できるように検討する」と話してくれた。その言葉を受け，2017年度中にPOTTプログラムを院内の看護師，看護補助者に広めるための研修会を企画した。研修会を開催する前に，筆者が嚥下チームのメンバーにPOTTプログラムの技術を伝承した。研修会は看護部の全職員を対象に行い，多くの職員が参加できるように月1〜2回開催し，全9回に分けて行った。指導者は，摂食・嚥下障害看護認定看護師を中心に嚥下チームのメンバーが務め，1グループにつき4〜5名の参加者とし，ポジショニング，食事介助技術に関する講義と実技演習を行った。

　2018年度は，嚥下チームのメンバーの技術を深め，各部署でスタッフへの指導が浸透するように，POTTプログラムのチェックシートをもとにしたチェックリストを作成し，チェックリストで満点が取れるまで嚥下チームメンバーの技術チェックを繰り返し行った（**図8**）。

研修の評価

　研修終了直後のアンケートでは，参加者の92％が「ポジショニングができそう」と回答していた。1か月後では84％が「実際にポジショニングを行っている」と回答した。研修終了後からは，食事中に使用するクッション等の物品や，

表 4　研修プログラム（2017 年）

時間	内容
講義（15 分）	食事摂取時のポジショニング，食事介助技術の基本知識 担当：摂食・嚥下障害看護認定看護師
演習（45 分）	デモンストレーション（5 分）：摂食・嚥下障害看護認定看護師が実施 演習（40 分）：各グループを摂食・嚥下障害看護認定看護師，コアナースが担当 1 グループ 4～5 名 1 グループの使用物品 ・ベッド 1 台 ・クッション 3 個 ・バスタオル 3 枚 ・スプーン ・ゼリー，お粥 演習内容 ①リクライニング位 30 度（不良姿勢での食べにくさを体験） ②POTT プログラムでリクライニング位 30 度，全介助で食事介助（患者役が食事を見えるようにする。スプーン操作に注意する） ③リクライニング位 60 度（介助する方向での違い，スプーンの大きさでの違いを体験） ④リクライニング位 60 度（自力摂取がしやすいように上肢の位置に注意する。上肢の支えの有無での違いを体験してもらう）

ポジショニング技術チェックリスト

評価：3=できる
2=ほぼできる(ある程度の効果が得られている)
1=少しできる(実施しているが効果があまり得られていない)
0=できない

病棟		名前	

チェック項目	/	/	/
1.大転子をベッドの頭側の可動部分に合わせる			
2.両上肢の下に枕を入れて体幹に密着させる			
3. 足底に枕を設置する			
4. ベッドを下肢挙上し、頭側挙上→下肢下降…の順で段階的に調整する			
5.体幹の除圧をする			
6.臀部の除圧をする			
7.下肢の除圧を片足ずつする			
8. 頭頸部を軽度屈曲位にする(下顎～胸骨まで 4横指)			
9. 両上肢を枕、布団等を使用して安定させる			
10.ベッド柵を降ろしてテーブルを入れる			
11.テーブルの高さを腋下と臍部の中間に合わせる			
12.テーブルと体の距離を拳一つ分程度にする			
13.両上肢をテーブルの上に置く			
14.肘の高さを肘関節の屈曲で捕食ができる高さにする			
合計点	/42	/42	/42

スプーン操作技術チェックリスト

評価：3=できる
2=ほぼできる(ある程度の効果が得られている)
1=少しできる(実施しているが効果があまり得られていない)
0=できない

病棟		名前	

チェック項目	/	/	/
1.食事が見える位置に食膳を置く			
2. 座って介助、又は目線が合う高さで介助を始める			
3. 患者から食器の中身が見える位置で食事を掬う			
4. 逆手介助にならないように介助する			
5.斜め下側からスプーンを近づける			
6. 正中からスプーンを口腔内に入れる			
7.舌背にスプーンを置く			
8. 軽くスプーンで舌を圧迫する			
9. 上唇に沿わせてスプーンを抜く			
合計点	/27	/27	/27

図 8　チェックリスト

食事介助に適したスプーンの購入を希望する声が聞かれるようになった。

　病棟では，今まではただ単にベッドを挙上して食事をしてもらっているだけだったが，体幹を安定させるためのクッションや，食事介助に適したスプーンを使用するようになった。

研修後の感想

・背抜きをしないと背部と頸部への圧迫が強く，苦痛を感じることが実際に行ってみてわかった。
・参加することで，正しい体位やスプーン運びを学ぶことができてよかった。
・体幹が安定することで食事の姿勢がよくなり，食べやすくなることも患者体験をとおしてわかった。
・実際に患者役，介助役ができたのでわかりやすかった。

まとめおよび今後の課題

　現任教育を2年間継続し，POTTプログラムの効果が認識されるようになり，現場で実施されている様子も見られるようになった。しかし，「実際の食事場面では時間がなくて全部できない」という声が聞かれることもある。POTTプログラムの導入当初こそ，その技術に慣れていないため考えながら行わなければならず，時間がかかることがあるかもしれないが，技術に慣れれば早くなるため，時間を多く費やすことはなくなる。むしろ，患者が食事をしやすくなり，食事介助が必要だった患者に介助が必要なくなったり，食べる時間が短縮され摂取量が増えたりするため，実際の看護場面で実施して慣れていってほしいと伝えている。

　研修後のアンケートでは，「実際にポジショニングを行っている」という回答が多い状況であったが，業務が多忙になると研修前までに行ってきたポジショニングや食事介助の方法に戻ってしまうことがあるため，実際の食事場面でポジショニングや食事介助が適切に行われているかという評価が必要であると考えている。

（渡邊渉）

多職種に浸透したポジショニングの重要性

みんなのまち岩城（以下，当施設）は，由利本荘市岩城にある定員 36 名のショートステイ施設である。当施設で行った POTT プログラムの研修会は，訪問看護ステーションやサービス付き高齢者住宅の職員，当施設の看護師，介護職，相談員が参加した。患者体験によって「今までの姿勢で食べろと言われても食べられるわけがないことがわかった」と実感し，受講後の職員の表情はとても晴れやかになっていた。安楽な生活を長く続けてもらう，病気を予防するという施設の役割を果たすためには事細かな配慮を含んだ看護，介護が必要である。POTT プログラムの研修会はそういった配慮，思いやりを伝える機会だった。

翌週には，介護副主任からポジショニングの勉強会をもう一度やりたいという申し出があり，勉強会の予定日の調整が始まった。施設長は，職員全員が患者体験をできるようにスケジュールを調整し，POTT プログラムのスキルチェックシートを用いて振り返る方法を一緒に協議してくれた。朝礼では「ポジショニング」という言葉が毎日聞かれるようになり，問題提起，啓発することで姿勢調整の意識化に取り組んだ。そのうち，入浴のためにいったん外したクッションを入浴後に置き直してポジショニングし直す，外出時のリクライニング車いすのポジショニングを評価してから出発するようになるなど，「ポジショニング」という言葉が合言葉になっていった。自分が行ったポジショニングの評価は，利用者の様子が物語ることを意識し，唾液によるむせがないか，痛みの訴えがないか，振り返りを行うようになった。その中で「いつも圧抜きを忘れてしまう。『背抜き，足抜き，おしり抜きしましたか？』って書いておこうか」と介護職がベッドサイドに紙を貼り実践するなど，ポジショニングへの意識が共有されるようにもなった。

当施設では，ICT ツールを用いて職員間の連絡や報告，情報共有を行っている。勤務時間がずれている職員も目を通すため，そこでもポジショニングの必要性，注意喚起を行った。また，その ICT ツールを在宅医療の連携ツールとしても使用しており，患者，家族も参加できる。在宅でポジショニングに取り組みたい家族，

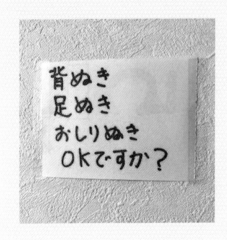

施設でアドバイスを求める職員にも文章や写真を用いてサポートしたいと考えている。このようにさまざまな取り組みを行って，食べる幸せを感じる人を 1 人，もう 1 人と増やしていけるのではないだろうか。

秋田県は食材の宝庫である。POTT プログラムを取り入れ，最期の一口を誰が食べさせても安全で満足できる地域をつくりあげていきたい。

（佐藤芳）

POTT プログラム導入を通して，
患者の回復過程と食べるよろこびを共有する

　筆者らは，POTT プログラムの研修に参加し，その時の患者体験から学んだことを入院患者の食事姿勢にすぐ応用する試みを行った。ここでは，1人の患者事例を紹介し，POTT プログラムを取り入れたことが摂食嚥下状態の回復，栄養状態の改善，ADL の拡大につながったため報告する。

　H 氏は 69 歳，男性，右被殻出血で N 病院へ救急搬送され，N 病院入院中に一度，誤嚥性肺炎を合併，嚥下障害と低栄養状態のまま当院にリハビリテーション目的で転院となった。当院転院時の摂食嚥下状態は不良。VE 兵藤スコア 10 点で経口摂取が困難なレベルだった。しかし，経口摂取以外の栄養ルートを持っておらず，本人は口から食べることを切望し，経口摂取以外は拒否していた。そのため，誤嚥リスクを最小限にする方法として，左完全側臥位にて，学会分類コード 0j～1j を全介助で摂取することにした。

　入院後 4 週間が経っても嚥下状態は改善せず，左完全側臥位での摂取が続いた。その間，本人のストレスと不満言動は次第に増し，リハビリテーションを行う場面では「リハビリなんてやってられないよー，疲れた」「起きて食べるならまだしも，寝ていたら食べる気になんないよ」と訴え，感情失禁も目立ち，摂取量も減り 300kcal/ 日しか摂取できない状態まで悪化した。この状況を改善するために，多職種合同カンファレンスを開催し，本人の訴えを尊重した摂食嚥下ケアを行うことになり，ポジショニング方法を完全側臥位法から POTT プログラムに切り替え，安楽で安定性のある姿勢保持，食支援が行えるように理学療法士と協働することにした。また，本人の食べたいアイスをおやつに提供し，車いすに乗車してデイルームで摂取できる調整も行った。ベッドと車いすの POTT プログラムのポジシニングの写真パンフレットを掲示するなどの可視化も行った。

　POTT プログラム導入 2 週間後には食事形態，エネルギーともにアップでき，学会分類コード 3～4, 2,020kcal/ 日摂取でき，VE でも兵藤スコア 4 点に改善した。精神・身体面においても著しい回復が見られ，「自分でいろいろできないとね，トイレにも行きたい」と前向きな発言もあり，POTT プログラムの導入から 1 か月経過した時には，平行棒内歩行までリハビリテーションが進み，本人の目標だったトイレ歩行に挑戦できるまで ADL が拡大した。入院時 FIM（運動 17，認知 13）合計 30 点が，FIM（運動 35，認知 18）合計 53 点まで向上した。食事においては，リクライニング車いすに乗車し，デイルームで他患者とともに摂取できており，バナナなどは自分で手に持って食べることができている。POTT プログラム導入から体重も順調に増加し，1 か月で 2.8kg 増えている。

　筆者らは，POTT プログラムを H 氏に導入したことで，多くの学びを得ることができた。何よりも大切な患者本人の願いを叶え，回復を支援することの大切さを実感した。今後は，病棟，病院全体，地域にも POTT プログラムを広げ，食べるよろこびを患者と共有できるようになりたい。

（芳村直美）

ケアリンピックでポジショニング技術を拡げる

病院概要

　桜十字病院（以下，当院）は，病床数630床の亜急性期，回復期，慢性期から構成されたケアミックス型病床をもつ。患者平均年齢（2018年10月時点）は，78.9歳。病床の半数を療養病棟が占め，日常生活自立度C2（自力寝がえり困難）患者が多く入院している。

　2014年より，病院の取り組み目標に「口から食べるプロジェクト」の推進を掲げ，病院全体で食支援を行っている。

POTTプログラム導入前のポジショニングの状況

　療養病棟の患者の多くは医療介護を必要とし，入院期間が長期化しやすい。そのため，入院中に関節拘縮が進行し，ベッド上での食事を余儀なくされることも少なくない。POTTプログラム導入前，当院の看護師の姿勢調整と嚥下の関連性に関する知識は乏しく，ポジショニングクッションが使用されていなかったり，圧抜きが行われず，筋緊張が入った状態で食事を取っていた患者が多く見られた。

全看護師に向けたPOTTプログラム教育

　POTTプログラム研修の受講半年後，院内競技大会「ケアリンピック」を開催した。看護師が楽しみながら基礎看護技術を磨き，日本一安心・安全なケアの提供をめざすことが目的である。大会の競技種目に食事時のポジショニングを入れることで，POTTプログラムで学んだポジショニング技術を全看護師への教育として伝え拡げようと試みた。また，POTTプログラムの技術を正確に習得できるよう，POTTプログラムスキルチェック表をもとにケアリンピック審査表（図9）を作成し，技術チェック表の手技を細かく得点化した。審査表の得点アップに努めれば，POTTプログラムの手技を習得できるようになっている。正確・迅速・尊厳の3本柱から評価され，ケアリンピックを通して正確なポジショニング手技・迅速で安楽なケア・尊厳を遵守した安心感あるケアも獲得できるしくみとなっている（図10，11）。これにより，全看護師への意識づけが可能となった。

　ケアリンピックによる教育の効果は通常研修と異なり，受講者が教わるだけで

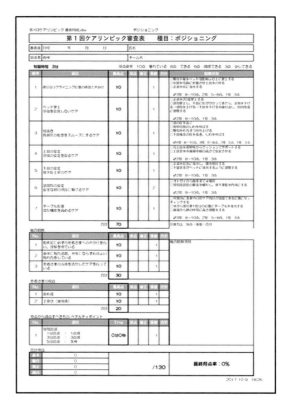

図9　審査表

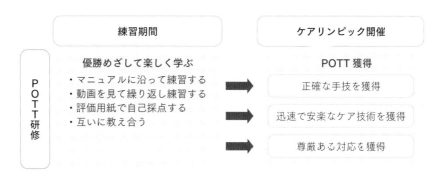

図10　ケアリンピック教育プロセス

はなく，審査表をもとに自らの手で楽しく看護・介護ケア技術を振り返り，よい
競争心の中で自主的に技術練習を行う空気が生まれた。

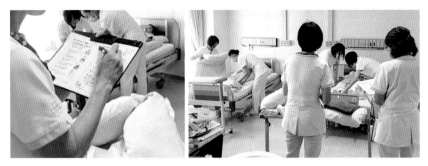

図11　ポジショニング研修の様子

POTT プログラム導入後の変化

　全看護師が相互練習を行うなかで，患者体験を通じてポジショニングの重要性について学ぶことができた。特に，ほとんど行われていなかった圧抜きの習慣が身につき，食事前になると圧抜きを行っている職員を目にするようになった。不良姿勢で食事をしている患者も減少し，安楽姿勢で食事をしている姿が見られるようになった。

（建山幸）

病院・施設における教育
看護基礎教育における POTT プログラム

ポジショニング教育の現状

　新潟県立看護大学（以下，本学）の老年看護学の授業では，高齢者の摂食嚥下機能と食支援（栄養ケア，口腔ケアを含む）に関する講義（2年後期，6時間）と POTT プログラムを取り入れた演習（3年前期，2時間）を 2017 年度から導入している。あわせて，看護学実習で学生が実践できるよう，実習病院で POTT プログラムの実技研修を実施したり，実習指導者に演習補助に入ってもらって学生の実践状況を把握してもらうといった工夫を行っている。さらに，本学で実施する公開講座や POTT プロジェクト北陸ブロック指導者研修会などを周知し，実習指導者に参加してもらった。

　本項では，老年看護学演習での実践例を紹介する。

教育方法

　本学の老年看護学では，2年生前期の老年看護学 I（概論，15 時間 1 単位），2 年後期の老年看護学 II（活動論，30 時間 2 単位）で基本的な知識を踏まえる。3年生の 4〜6 月に必修科目の演習（15 時間 1 単位）履修があり，その後 7〜12 月に老年看護学実習（90 時間 3 単位）がある。

　演習は大きく 3 つで構成され，1/3 の時間を高齢者のアセスメントを行う紙上事例を用いた看護過程の展開の演習にあて，1/3 でその事例をもとにした技術演習，残りの 1/3 で事例の看護計画に基づいた看護技術の技術テストを 3 人単位のグループで実施している。

　誤嚥性肺炎のリスクのある嚥下障害をもつ障害高齢者を事例とし，紙上で看護課題の思考の整理を行い，看護計画を立案する途中で，技術演習を 3 項目（口腔ケア，食事介助とポジショニング，転倒リスク・移乗）行い，それをもとに技術テストを実施している。

　食事介助とポジショニングの技術演習では，学生は事前学習課題として事例に合わせた食事介助の看護技術手順書を作成したうえで，POTT プログラムのスキルチェックシートとそれに合わせた写真付きの資料および動画資料を確認し，デモンストレーションを踏まえ，技術を体験する（表5）。その際，数口の経口摂取（自力・介助）をして，ポジショニングの重要さを実感する。

表5　2時間（90分1コマ）の技術演習例

段階	時間	指導内容	指導方法
導入	5分	進行説明	・学習課題の確認，臨地実習指導者紹介
展開	5分	事前課題（技術手順）確認	・事前学習の発表 ・Aさんの食事場面の配慮点，観察点，手順の注意点を確認
		POTTプログラムの説明	・ポジショニングの必要性，メカニズム，ポジショニングによる効果（ベッド上，車いす上）
		演習実施手順について説明	・学生（3人で1グループ）の実施手順でデモンストレーション
演習	60分	1人20分，3人/グループ 教員または臨地実習指導者が2〜3グループにつき1人担当	・必要物品 ・役割確認（看護師，患者，観察者） ・体験（ベッド，車いす）
まとめ	30分	ディスカッション	・POTTプログラムのスキルチェックシートをもとに振り返り ・指導者よりコメント
後片づけ	10分		・ゴミ処分とベッドメイキング

　技術テストでも，食事介助とポジショニングを担当することになった場合は，POTTプログラムに則った実践を原則としつつ，グループで事例に合わせたアレンジを課す。その際の評価項目は，「患者の個別性に合わせた環境・食具の調整ができる」「食事前・中・後に適切なポジショニングができる（角度，除圧，ずれ防止等）」「患者の状況に合わせ，自立を考慮した食事介助ができる」である。学生の技術テストの担当項目は当日の朝にわかるため，全員がテスト直前の数日間，猛練習している。こうして数度にわたり，実習前にPOTTプログラムの手順を繰り返し反復して教育している。

効果，影響

　しかし，人は忘却する。実習で教員が促さなくてもPOTTプログラムを用いた実践を行う学生は極めてまれである。また，スキルが抜け落ちたり省略されたりすることがあるので，実際に実習で高齢者に実践するためには，実習前にPOTTプログラムの再学習が必要である。そのうえで体格などを踏まえ個別の調整が必要になるので，いきなり学生単独では実施できず，教員とともに実践する必要がある。

　それでも，ある学生は，「老年看護学で学んだPOTTプログラムはすばらしいと思ったけれど，他領域の実習施設では全く行われておらず，対象者が苦しそうでつらかったので，看護師さんにPOTTプログラムのスキルを教えてきました」と自慢気に教えてくれた。また，学生とともにPOTTプログラムを実践したところ，実習最終日に対象者から「看護師さんはやってくれないので，付き添いの娘にぜひこの方法を教えてほしい」と強く望まれ，パンフレットを作成し教えた

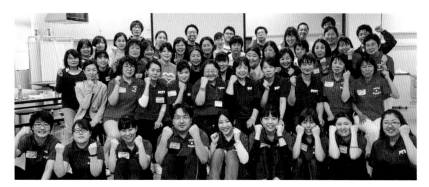

図 12　本学で実施した POTT プロジェクト北陸ブロック指導者研修会
・学生は運営ボランティアで参加（2018 年 4 月）

事例があった。また，言葉少ない認知症の対象者は，かかわるごとに日に日に表情が出てきて，背抜き，尻抜き，足抜きを受けると安心したように「あんた，いいわあ」と視線を合わせて笑顔になり，最終日の挨拶時には「居てくれないと困る」と学生に懇願していた。

　このように，対象者は POTT プログラムの普及を求めている。病院・施設における POTT プログラムのスキルの周知を進めるためには，学生とともに地道に実践し効果を積み重ね，スキルをもつ学生を現場に輩出していくこと，近隣施設の看護師や職員に向けた継続的な勉強会が必要だと考えている。そして，学生のうちに POTT プログラムの効果を体感できる経験を積み重ねられるような機会づくりが必要である。

　また，研修会等で看護師が学ぶ姿を学生が見ることも重要だ（**図 12**）。看護職としての生涯学習，技術革新を続けていく強い思いを学生に見せていくことが，卒業後も看護技術を向上させようとする動機につながると考える。そのためにも，革新を続ける臨地・臨床と大学・基礎教育との連携は不可欠である。

（原等子）

看護学生の POTT プログラムの実践により，
食べるよろこびを取り戻す

　Iさん（90歳代, 女性）は，仙骨部にポケットのある直径7cm大の褥瘡があり，その治療目的で入院していた。アルツハイマー型認知症があり，日常的なコミュニケーションは難しく，苦痛の訴えもあいまいで，「痛い，痛い…」「いいよ，いいよ…」などオウム返しに反応する状況だった。もともと入居していた高齢者施設ではきざみ食を食べており，むせが見られていたが，施設の事情によりそれしか提供できないことから，入院中もきざみ食が出されていた。

　この状況で看護学生が実習でIさんを受け持つことになった。受け持ち始めたころの食事の様子は，ベッド上リクライニング位60度程度で，体幹のサポートや足底接地はされておらず，3〜5口に1回は「ぐえっほ，ぐえっほ」とひどいむせと咳こみがみられ，眉間にしわを寄せながら，つらそうな表情で「もういらん」と言って食事を中断していた。また，褥瘡部の疼痛により，食事に集中できない様子も見られていた。筆者は看護学生とともに，全身状態や摂食嚥下の状況をアセスメントし，仙骨部褥瘡への負担も考え，POTTプログラムのリクライニング位30度を実践し，食塊形成しやすいように1口分ずつお茶コーティングをしながら食事介助を行った。すると，Iさんのむせの頻度は1回の食事中に4〜5回くらいまで激減した。そして，「うまいね，うれしいね」と笑顔で食事を取れるようになり，摂食量も増加した。その場面を見て，本当にうれしく感じて学生と一緒にベッドサイドで思わず涙を流してしまうほどよろこんだ。

　また，ある日の昼食時に学生が食事介助を行っていると，病院のNSTがラウンドに来てIさんの食事場面を見ていった。管理栄養士は学生の手技を見ながら，「お茶でコーティングしてるんですね，"出汁とろみ"だと，もっとおいしいですよね，今度病院で出せるように検討してみます」と提案してくれた。

　Iさんがつらそうに食べていた食事を，おいしく食べて喜んでいる場面を学生と共有できたことは筆者にとって心からうれしいことであり，涙が出るほど感動した事例であった。さらに，この様子を見た職員から素敵な提案があったこともうれしいことであった。

（大倉由貴）

佐渡からの手紙
学生に伝えたい看護の実践知

2018 年 10 月 13 日，新潟県佐渡島で看護教員が初めて企画した POTT プログラムの公開講座と体験学習会が開催されました。その看護教員からいただいた手紙を読者と共有したく，許可を得て掲載します。

◆ ◆ ◆

この度は，ポジショニング研修を佐渡の地で開く機会を賜りまして誠にありがとうございました。今回，講演や演習の中で講師 S 先生からご教示いただいたたくさんの，そして，深い看護の知は，佐渡の看護・介護スタッフの心を大きく動かしています。ポジショニングの違いによる効果を体感して理解した人の手ごたえの大きさは，その表情が雄弁に物語っていました。

研修後，参加者に声をかけてみると一様に表情が輝き，「もっと練習したい」「仲間に伝えたい」と言い，私が学校で 11 月に H 先生達の DVD を見ながら「おさらい会」をやろうと思っていると声をかけると，間髪入れず，「ぜひ！」と返事がきました。また，今回参加した臨床実習指導者の 1 人は，「今どうしてもおいしく食べてもらいたい人がいる」と言っていたので，数日後に聞いたら，「亡くなる 3 日前に，1 口食べてもらったら，何ともいえないうれしそうなお顔をされたんです」と伝えてくれました。ポジショニングの技術を身につけることによって，届けたい人にケアを届けられた喜びが伝わってきました。

看護は，疾患・治療の視点だけではなく，病気という体験の中にいる人に寄り添う視点をもつからこそ患者に届く力になるのだと，実感しました。参加者をはじめ，私たち，佐渡のコアメンバーも，S 先生の POTT プログラムを通してご教示いただいた看護のすばらしさに心を動かされています。私たちコアメンバーは，担当科目や実習指導を通して，学生に伝えたいと思っています。

これから私たちは POTT プログラムが標準ケアに定着することを願い，段階的に自分たちの活動を考えてみたいと考えています。

このご縁を大切に，さらに努力を重ねてまいる所存です。今後ともご指導を賜りますようお願い申し上げます。

◆ ◆ ◆

POTT プログラムでの学びは，基礎看護学の講義や演習に根拠として活用しています。実習で食事中に自分で体位を崩してしまう片麻痺の患者を担当した学生は，実習室で高齢者疑似体験教材を装着し，ポジショニングの方法をグループで検討しました。学生のノートには POTT スキルが学生の言葉で表現されており，患者の行動の背景となる信条をケアに統合する視点もありました。学生の手と目に現れるもの，これが，ささやかながら筆者が目指す「伝承」の形と思っています。

(岡﨑園美)

付章

POTT プログラムに関する
用具，工夫

POTT プログラムに関する用具，工夫

ベッド，車いすの知識

　座位姿勢は，ベッドや車いすの構造の影響を受けているという認識が重要である。よって，ポジショニングを実施する際は，ベッドや車いすの名称，機能，構造，リスク等を理解しておく（表1）。

ベッドの名称や構造，種類

　一般的に，介護用ベッド（病院用ベッド）では，背上げ機能（リクライニング）や足上げ機能（膝上げ），高さ調節機能などがある。また，背上げ・足上げが連動するものや，ベッド全体が傾斜（ティルト）するものがある。各ベッド製造会社によって，各種機能・構造が異なるので，熟知しておく必要がある（図1）[1]。

　なお，最近のベッドでは，リクライニング角度が表示できるものや，頭頸部ポジションの調整，身体のずれ防止軽減，食事姿勢を考慮した機能を有するものが開発されている（図2）。

車いすの名称や構造，種類

　車いすには，標準型（普通型）自走用車いす，介助用車いす，調整型自走用車いす，姿勢変換型車いすがある（図3，4）[1]。電動型やスポーツ型車いすなどもある。

　医療機関や介護施設は標準型（普通型）自走用車いすを用意していることが多く，たいていの車いすのサイズは決まっており，足台の高さのみが調節可能である。

　介助用車いすは，その名のとおり，介助しやすいように軽量でサイズも小さく設計されている。タイヤが小さいのが特徴である。調整型車いすは，寸法や角度などを調整でき，対象者の状況に適合させやすい。姿勢変換型車いすにはリクライニング型とティルト型がある。最近ではティルト・リクライニング型車いすが一般的である。リクライニング型は背もたれの角度の変更，ティルト型は座面角

表1　ベッド，車いすの機能・構造，ポイント，リスク

	機能・構造	ポイント	リスク
ベッド	・背上げ軸の位置 ・背・膝上げ機能	・寝位置，ベッド操作	・姿勢，嚥下，捕食，介助，褥瘡，痛みに影響
マットレス	・素材，厚み，長さ ・褥瘡予防効果	・寝位置，マットレス固定，背上げモード	・姿勢，嚥下，捕食，介助に影響
車いす	・座面や背もたれ，足台の角度，シートのたわみ	・座る位置（座面中央，座奥），たわみ補正	・姿勢，嚥下，捕食，介助，褥瘡，痛みに影響
クッション・ピロー	・素材，形状	・サポートの仕方（身体支持の方法）	・姿勢，嚥下，捕食，介助に影響
車いすクッション	・厚み，素材，形状 ・褥瘡予防効果	・へたり，底つき ・姿勢安定性	・褥瘡，痛み，姿勢，嚥下，捕食，介助に影響

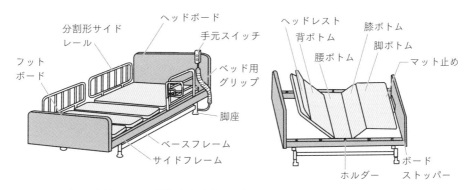

図1　医療・介護ベッド（特殊寝台）の名称
（テクノエイド協会：福祉用具選定支援書，p.13，テクノエイド協会，2011）

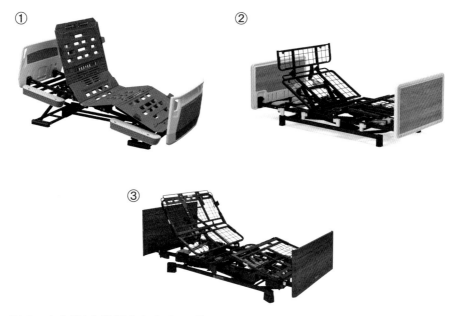

図2　さまざまな機能を有するベッド
商品名（販売会社等）

①楽匠プラス（パラマウントベッド株式会社）：ティルト機構付
②Emi（エミ）（シーホネンス株式会社）：頭頸部ポジション調整可能
③ヨカロ（株式会社プラッツ）：頭頸部ポジション調整可能

度の変更が可能である（**図5**）[2]。その他，下肢角度の変更や頭部サポートや頭部位置の微調整も行える。

　これらの車いすの構造や機能，寸法などが座位姿勢・捕食・摂食嚥下機能等に影響を及ぼす可能性がある。よって，車いすの機能や構造，寸法などを十分に理解したうえで車いすポジショニングを行うべきである。

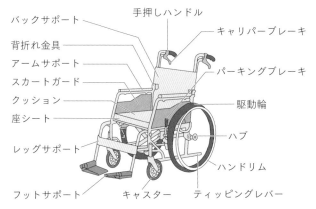

図3 車いすの各部名称
（テクノエイド協会：福祉用具選定支援書. p.139, テクノエイド協会, 2011）

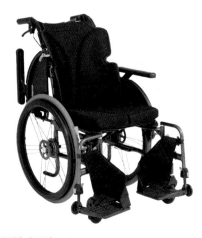

調整型自走用車いす
〔グレイスコア マルチ（株式会社松永製作所）〕

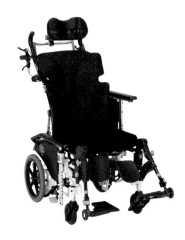

姿勢変換型車いす（ティルト・リクライニング）
〔マイチルトコンパクトⅡ（株式会社松永製作所）〕

図4 車いすの主な種類
商品名（販売会社等）

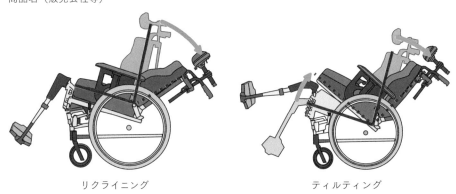

リクライニング

ティルティング

図5 車いすの機能
（保健福祉広報協会：福祉機器 選び方・使い方 車いす編：車いすの選び方, 利用のための基礎知識. p.58, 保健福祉広報協会, 2017）

マットレス

- 一般（普通型）マットレス，体圧分散マットレス（褥瘡予防）がある。
- 体圧分散マットレスには，上敷きマットレスタイプもある。
- 体圧分散マットレスには，ウレタン製マットレス，エアーマットレスがある。
- 厚みは 5〜10 cm 程度，幅はベッドの寸法に準じており，83〜90 cm。
- ベッド上座位にする際，使用しているマットレス，厚みや柔らかさ，沈み込みの度合い，長さ，姿勢安定性や固定性などを確認する。マットレス（ウレタン）は経年劣化し，特に臀部にへたりが生じやすく，また，マットレスの長さが短くなったり，厚みも薄くなったりするので注意する。エアーマットレスは十分な空気量か，体重設定ができているか，圧分散効果の有無も確認する。

クッションやピロー類，車いすクッション

- 近年，姿勢安定性や身体形状に沿いやすいクッション類が市販されている。
- クッション等を使用し，どこにどの程度の支持が必要なのかを考える。
- クッション等の素材は，姿勢安定性や肢位の保持力に大きく影響する。流動性がある素材は，支持が不安定になるので注意する。
- 近年，頭頸部や上肢，体幹をサポートしやすいクッション等も開発されている。
- 車いすクッションは，座位の快適性向上，褥瘡予防，姿勢安定のために用いる（図6）。褥瘡予防では，5 cm 程度の厚みが必要とされている。クッションの素材は，ウレタン製やエアー，ゲルタイプ，ハイブリッドタイプなどがある。ウレタン製は，経年でへたりが生じ，底づきするため注意する。また，ウレタン製は姿勢安定性は高いが，圧分散効果は低い。エアーは空気圧の調整や確認が必要である。また，エアータイプは姿勢安定性は低いが，圧分散効果は高い。クッションを使用する場合は，姿勢保持力や褥瘡リスクを含めて考慮する。

テーブル

　ベッドや車いすを使用する食事の際，テーブルが必要となる（図7）。

　ベッドのテーブルには，オーバーテーブルとサイドテーブルがあり，車いすでは，車いす用テーブルがある。オーバーテーブルやサイドテーブルは，高さの調整が行えるものと，そうでないものがあり，食事姿勢の安定性や捕食動作の行いやすさを考えると，支持面としては狭く，テーブル自体の固定性に問題が生じる。また，高さ調整が行えない場合は，食事がしづらく，介助も行いにくい。よって，テーブルの機能や種類によっては，現場での工夫が必要となる。車いす用テーブルは，車いすの肘掛けに設置するものがほとんどであるが，高さ調整ができないものが多いため，やはり現場での工夫が必要となることが少なくない。

（北出貴則）

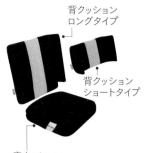
背クッション
ロングタイプ

背クッション
ショートタイプ

座クッション
ハイタイプ／ロータイプ

背クッション，座クッション
〔FC ファイン（アイ・ソネックス
株式会社）〕

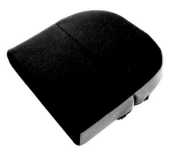
車いすクッション
〔フォリオ（株式会社ケープ）〕

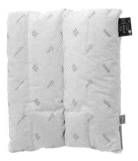
背もたれ用クッション
〔ロンボバックサポートクッ
ション（株式会社ケープ）〕

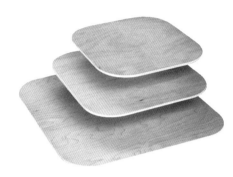
座面ベース
〔ソリッドインサートパネル（株式会社ユーキ・
トレーディング）〕

車いす用レベリングプレート（シーマン株式会社）

図 6　車いす用クッション
商品名（販売会社等）
座面ベースは，座面シートのたわみがある場合に用いる。座面ベースは市販されているものがあり，うまく
活用するとよい（海外製，日本製ともにある）。使用する際は，必ずたわみの程度や座面角度を計測して
から用いるほうがよい。また，必ず車いすクッションを使用することが前提条件である。

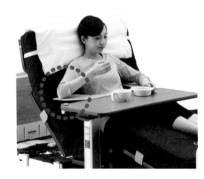

図 7　テーブルへ装着する物品
笑テーブル（シーホネンス株式会社）：ベッド上での食事
用，サイドテーブルとして装着する。両肘をサポートして摂
食行動を円滑にする。姿勢が崩れにくく自力摂取が可能とな
る。竹市美加氏発案

　POTT 研修会時に使用する用品を中心に紹介する（図8〜15）。**図8，10，12** にある POTT 食事ケアシリーズは，POTT プロジェクト医工産連携により，食事時の姿勢調整，介助をより行いやすくする視点でデザインされたものである。

（迫田綾子）

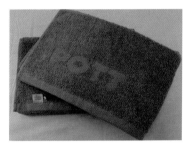

POTT 用バスタオル（POTT 食事ケアシリーズ。株式会社メディカルサービス明和）。
今治タオル。5本線が入り，37，84頁の端巻きタオルなどにしてベッドや車いすポジショニングや足底接地用シートとしても使用する

POTT 用バスタオルの折り方（折り目に沿ってたたむ）

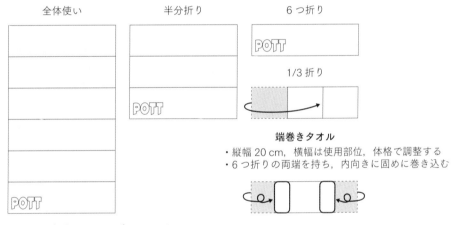

全体使い　　　半分折り　　　6つ折り

1/3 折り

端巻きタオル
・縦幅 20 cm，横幅は使用部位，体格で調整する
・6つ折りの両端を持ち，内向きに固めに巻き込む

図8　ポジショニング用バスタオル

使用例
全体使い：足底接地用シート代わり，睡眠時，入浴時，保温等に用いる。
半分折り：膝かけ，保温など。
6つ折り：端巻タオルとして頭頸部・背部調整などに用いる。
1/3 折：車いすの座面のたわみ　補正に用いる。
端巻きタオル：平たい部分を身体に当てる。ベッド，車いす，座いすでの姿勢調整に活用できる。一般的なバスタオル使用時は厚く大きめの物を使用する。

図9　ポジショニング用クッション（ピロー）

商品名（販売会社）

①ピーチ（株式会社モルテン）。ベッド上ポジショニング時に，両脇に使用する。耐久性，安定性があり，洗濯可能，耳元で音がしないので快適に使用できる。ラージサイズ，53 cm×33 cm

②ピーチ（株式会社モルテン）。足底接地用クッションとして，フラップ付きカバーの中に入れて使用する。スリムサイズ，70 cm×28 cm

③フラップ付きカバー（POTT シリーズ。株式会社モルテン）。足底接地のために，クッションを袋部に入れて使用する。65 cm×110 cm

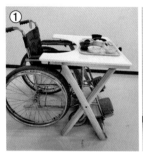
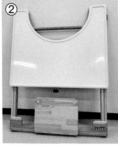
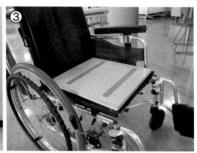

図10　多機能車いす用テーブル，座面シート

商品名（販売会社）

①② POTT 車いす用テーブル（POTT 食事ケアシリーズ。株式会社メディカルサービス明和）。車いすを覆うサイズ。長い肘置き，広く清潔な面，縁付き，高さ調節機能あり，足台付き，折り畳み式，転倒予防用ループ付。テーブル素材は FRP，台の素材は木製。①は使用例。②は畳んだ状態

③ POTT 車いす用座面シート（POTT 食事ケアシリーズ。株式会社メディカルサービス明和）。車いすの座面補正用で，角度を 5 度つけて座面を水平にし，骨盤後屈を防ぐ。滑り止め付。木製。テーブルのオプション

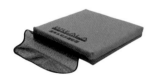

図11　車いす用座面クッション

商品名（販売会社）

ブレイラ　ハイブリッドケアシート　BRHS-400BL（グローバル産業株式会社）。幅40cm×奥行 40cm×高さ5cm，重さ：800g，クッション部は天然ラテックス，防水カバー付

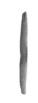

U字の状態　　　　　　I字の状態

図12　UI（ユーアイ）クッション

商品名（販売会社）

UI（ユーアイ）クッション（POTT 食事ケアシリーズ。株式会社メディカルサービス明和，株式会社コーポレーションパールスター）

形状を U，I字に自由に変化させることができる。上肢サポート，座面調整，円背や左右傾斜調整に使用可。ベッド上で安定した姿勢を保持できる。ナノフロント繊維で肌に優しく，ずれずに安定する。洗濯可。抗菌・防臭効果あり。135 cm×15 cm

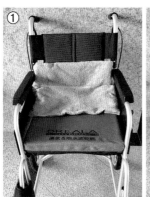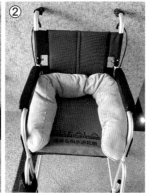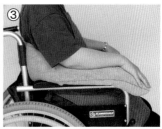

通常の使用例

図13　円背用バスタオルとUIクッションの使用例

①バスタオルを1/4に折って座面奥からバックサポートにかかるように敷く，②UIクッションは座面奥から側面に置く。①②どちらも腰部の空間を埋め，骨盤を適正に整える。③車いす上での使用例

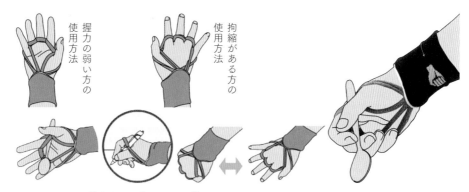

図14　手の動きをサポートする物品

商品名（販売会社）

むすんでひらいて（POTT食事ケアシリーズ。株式会社メディカルサービス明和，株式会社コーポレーションパールスター）。指の間に輪を入れ，拘縮予防やスプーン，筆記用具の保持を助ける。甲と手掌の両側に装着でき，指の伸展や握りの調整が可能。ナノフロント繊維で抗菌・防臭効果あり。

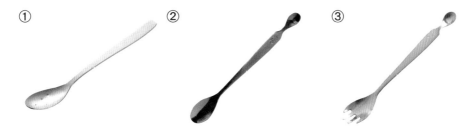

図15　食具（スプーン，フォーク）

商品名（販売会社）

① emリードスプーン（ラック ヘルスケア株式会社）。スプーンの裏側の凸面が舌を刺激し，咀嚼運動を誘発しやすい形状。スプーン表側の凹面が上唇を刺激し，口唇閉鎖を促す効果がある

② KTスプーン（株式会社WinWin）。スプーンの柄が長く，スプーンホールを口の中に入れやすい。スプーンの柄先部分が母指球にフィットして持ちやすく，介助しやすい

③ KTフォーク（株式会社WinWin）。固形物を突き刺して捕食できる，手に馴染みやすく，口に入りやすい長さである。手を添えて介助しやすい形状，スプーンの代用も可能。フォーク先端に丸みがあり，口当たりがよい

リクライニング位 30 度

・**食事姿勢**

　食事形態は，日本摂食嚥下リハビリテーション学会嚥下調整食分類 2021 の嚥下訓練食品 0j，均質で付着性，凝縮性，かたさに配慮したゼリー，離水が少なくスライス上にすくうことが可能なものから始める（図16）[3]。具体的には，市

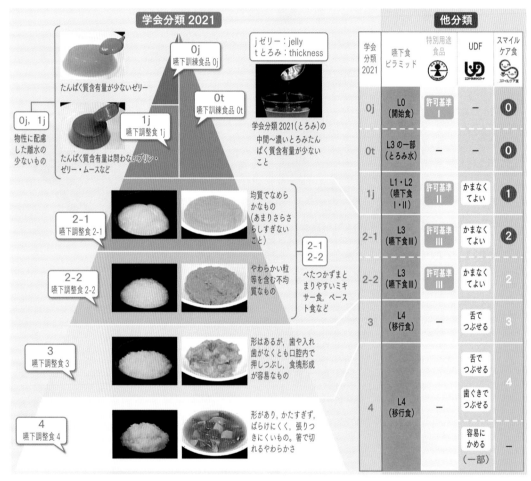

図 16　日本摂食嚥下リハビリテーション学会嚥下調整食分類 2021（学会分類 2021）と他分類の対応

・形態，特色などの詳細は「学会分類 2021」の本文および「学会分類 2021（食事）早見表」を確認する。
・他分類の対応に関して：嚥下食ピラミッド，えん下困難者用食品許可基準，UDF 区分は「学会分類 2021（食事）早見表」を，スマイルケア食は「スマイルケア食の選び方」を参考にヘルシーフード株式会社が作成したもの。
・学会分類 2021 に対応する内容のみ記載しているので，嚥下食ピラミッド「L5 普通食」，スマイルケア食「⑤」，「青マーク」の記載は割愛している。
・学会分類 2021 に対応していない場合は「−」を記載している。
〔参考：はつらつ食品カタログ（ヘルシーネットワーク株式会社）／栄養指導 Navi：学会分類 2021 と他分類の対応. https://healthy-food-navi.jp/?post_type=use&p=4886（2022 年 9 月 1 日アクセス）〕

販の嚥下調整食品を使うことが多いが、ばらつき感のないペースト状の物や咽頭通過しやすいゼリー状の物がよい。

・食事の工夫

なるべく視覚・嗅覚を刺激する、色彩豊かな食事で香りを工夫していくことが望まれる。全部をミキサーにかけると、全体が茶色のペーストになるので、人参やほうれん草などを使ってオレンジやグリーンのポイントカラーをトッピングとして飾るだけでも見た目は変わってくる（図17）。

リクライニング位 45 度

・食事姿勢

食事姿勢がリクライニング位45度になると視界が広がってくるので、テーブル上の食事を見渡せる、安定したポジショニングを設定する。筋力が向上し、嚥下もスムーズに飲みこめるようになってくるので、嚥下調整食2-1（なめらかで均質な物）から始め、徐々に嚥下調整食2-2（やわらかい粒等を含む不均質なもの）を加えながら咀嚼の練習を徐々に始めていく。

・食事の工夫

食事の例として、和え物をミキサーにかけてきざんだツナを入れたり、茶碗蒸しのなかに人参やかまぼこをミキサーにかけた具材を加えるなどである。また、市販のサラダに10％の牛乳を加えてミキサーにかけることで、たんぱく質や脂質量が増えてくるため、質感が上がりスムーズに飲み込める。

油脂はエネルギー量が高く、少量でもエネルギーを確保できるメリットがある。食べた時の味わいも深く、おいしさを感じやすくなる（図18のかぼちゃのポタージュ、茶碗蒸し等）。

少量で高エネルギーの食事工夫の例として、ジャネフのムースゼリーパウダー（かつお風味）® はおじやの味つけで、大さじ1〜2杯を粥に加えて溶かすことで、食べる分量は変わらずエネルギーとたんぱく質、鉄分、カルシウムなどの栄養を強化することができる。

リクライニング位 60 度以上

・食事姿勢

食事姿勢が安定し、嚥下調整食1jから2-2までが可能となる。摂食も介助か

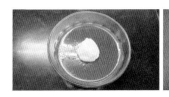 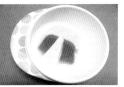

野菜ジュースゼリー（コード：1j）

図17　工夫した食事の例（リクライニング位30度）

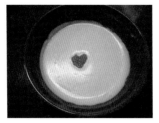 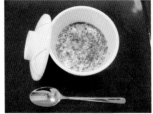

かぼちゃのポタージュ（コード：2-1）　茶碗蒸し（コード：2-2）

図18　工夫した食事の例（リクライニング位 45 度）

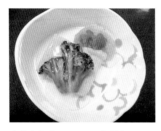 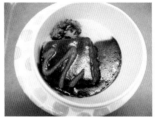

白身魚とブロッコリーの和風あんかけ　牛肉のブラウンシチューあんかけ
（コード：3）　　　　　　　　　　（コード：3）

図19　工夫した食事の例（リクライニング位 60 度以上）

ら自力摂取へと変化して，食べる楽しみや自信を持てるようになる。適切なポジショニングにより座位時間が増え，頸部が安定すると，咀嚼や嚥下連動もよくなり，嚥下調整食3のやわらかさに配慮された不均等な物が摂食できる。

・食事の工夫

　みそ汁など，汁の中に固形物が入っている物は，汁にとろみをつけて，具材に豆腐や刻んだわかめなどを入れて提供する。わかめは口腔内に張りつきやすいため，状況に応じて除く，もしくは乾燥わかめを包丁で押しつけるようにカットして使うとよい。ブロッコリーなどレンジでやわらかくできる食品もスプーンで潰せるくらいのやわらかさに調整してあんをかける。

　素材に不均等な物を加えていくことで，訓練の進展と栄養量の増加の両方のメリットがある。

　嚥下調整食3から4への移行では，質感がかたく，少しばらつきやすい食材も加えて食品を調整していく。徐々に普通食へ移行していく（図19）。

（松本かずみ）

文献

1）テクノエイド協会：福祉用具選定支援書．テクノエイド協会，2011．
2）保健福祉広報協会：車いす編：車いすの選び方，利用のための基礎知識．保健福祉広報協会，2017．
3）栄養指導 Navi：学会分類 2021 と他分類の対応．
　https://healthy-food-navi.jp/?post_type=use&p=4886（2022 年 9 月 1 日アクセス）

索 引